Venciendo el miedo al dentista

Venciendo el miedo al dentista

Alfredo Carrión

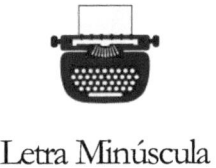

Letra Minúscula

Primera edición: abril de 2019
ISBN KDP: 9781093131598
Copyright © 2019 Alfredo Carrión
Editado por Letra Minúscula
www.letraminuscula.com
contacto@letraminuscula.com
Impreso en la UE – Printed in the EU
Ninguna parte de esta obra puede ser reproducida por cualquier medio sin el permiso expreso de su autor.
La tinta que utilizamos no lleva cloro y el tipo de papel interior no lleva ácido. Ambos productos los suministra un proveedor certificado por el Consejo de Administración Forestal (FSC, Forest Stewardship Council). El papel está fabricado con un 30 % de material reciclado de residuos.

A mi abuela Mima, que en paz descanse.
A mi esposa e hija.
Al Dr. Miguel Ángel Martín, por colocarme en el mundo dental.
A mis padres, a mis hermanas, a mis tías, a mis primos, a mis sobrinos.
A todos mis profesores, colegas y amigos.
A mis pacientes.
A los trabajadores de Banecuador
del CAC de la ciudad de Esmeraldas,
en especial a Gabriel Jama, por la calidad de su servicio.
A toda persona que se sienta identificada con esta temática.
Dedicación especial al profesor, doctor, Santana Garay, por ser un ejemplo
para todos los estomatólogos, especialmente para los cubanos.

ÍNDICE

Prólogo 9
Introducción 11
I. La odontología como arma para crear miedo o causar obediencia 19
II. Situaciones frecuentes 30
III. Tratamientos odontológicos 51
IV. La nutrición y la odontología 74
V. Los adultos y su miedo al odontólogo 80
VI. Mundo estético 87
VII. Mitos dentales 94
VIII. Tu salud dental óptima 101
Acerca del autor 112
Bibliografía 114

Prólogo

Si lleva algún tiempo posponiendo su visita al odontólogo, este libro es para usted. Si jamás se ha llenado de valor para acudir a una revisión dental porque le causa pánico el dentista, este libro ha sido creado para usted. Si es de los que se ha olvidado de ese temor, agendó una cita, se sentó en la sala de espera finalmente, estuvo cinco minutos y luego salió huyendo, este libro sin dudas que es para usted. Por el contrario, si es una persona que ya ha superado esos pavores y desea que sus hijos no pasen por esa triste situación, por la que usted atravesó, créame, está en el sitio correcto.

Pues sí, este libro ha sido creado pensando en ustedes, los protagonistas de nuestra bella profesión, a los cuales les debemos absolutamente todo. Más que un libro, pretendo que sea una conversación entre usted y yo. Una verdadera discusión, con el objetivo de comprender qué ha venido ocurriendo con la problemática acerca del miedo al odontólogo por parte de la población y de las consecuencias que nos trae ese pánico.

Un pánico que suele apoderarse de nosotros hasta convertirse en nuestro talón de Aquiles, nuestra peor pesadilla. Una pesadilla que dura muchísimo tiempo y de la cual no encontramos despertar. Cuando logramos hacerlo, nos percatamos de que ha sido un poco tarde, de que no podemos volver a recuperar lo que es natural, aunque las alternativas se parezcan bastante. Mi deseo es transmitirle cada palabra, de la manera más sencilla posible, y así podernos entender sin dificultades.

Llevo muchos años viendo a las personas sufrir a causa de su miedo por el odontólogo. Este temor no les permite avanzar en el cuidado de su salud dental y, además, con el mismo, arrastran a sus hijos, esposos o esposas, y demás familiares. He visto personas perder sus piezas dentales por descuido, y le comento que, con el pasar de los años, chocan con la carga del arrepentimiento.

Es tan difícil a veces para los doctores hacerle comprender a un paciente que fue criado toda una vida con una baja educación para la salud en odontología, que debe hacer las cosas de una manera totalmente diferente a como le enseñaron sus padres y abuelos. Por esta razón, decidí compartir estas palabras con usted, y tal vez, de esta manera, poder llegar a muchas más personas y tratar de que comprendan, de una forma más tranquila, la problemática presente. Una problemática que nos está azotando desde hace más tiempo del que puedo recordar, o puedan recordar mis padres, incluso mis abuelos. Pero es tan fuerte, que ocupa uno de los primeros puestos entre las enfermedades que más lastiman al ser humano.

Mi objetivo: edificar una comunidad dental sólida, la cual sea capaz de vencer los temores del pasado, y que se eleve la educación para la salud en estomatología, para que nuestros hijos crezcan totalmente sanos y puedan sonreír sin miedo.

Introducción

No puede creerlo; simplemente, no puede ser posible.

Usted lleva ocho días sin poder dormir bien, sin poder comer sus comidas favoritas, soportando el dolor como puede porque ya las pastillas no le alivian. Comienza a sudar, pues sabe que no podrá posponerlo más. Ha llegado el momento de acudir a su indeseada cita dental. El solo imaginar el sonido de esos aparatos le enloquece, la sensación de esos guantes dentro de su boca le causa náuseas y, aunque el doctor le repite una y otra vez que no sentirá dolor, algo en su interior le grita que es mentira.

Llega finalmente a la consulta, temblando, como una maraca japonesa. Saluda tímidamente a la secretaria, haciéndole saber que ya está allí. Le dice que tome asiento y le da la espalda, y usted piensa que Dios ha escuchado sus plegarias, que tendrá muy poco tiempo antes de que la señorita voltee nuevamente, y el miedo le grita a usted «corre». Diez años después, aún sigue lamentándose por eso. Por esa pieza perdida, por esa infección que se complicó, hasta el punto de que casi pierde su vida.

Hay quienes olvidan que la odontología es una rama médica y que debe otorgársele la misma importancia que a la pediatría, la cirugía o la ginecología. Por eso, cito textualmente el concepto de **salud** que nos ofrece la OMS (Organización Mundial de la Salud): «Estado de completo bienestar, físico, mental y social, y no solo la ausencia de afecciones o enfermedades». **Comparto con usted esta frase porque muchos no encuentran importante acudir al odontólogo mientras no exista presencia de dolor o molestias.**

La historia del nacimiento de la odontología data del año 900 a.C., cuando ya se evidenciaba el trabajo realizado por los etruscos y fenicios, los cuales utilizaban bandas y alambres de oro para la confección de prótesis dentales.

El principal problema que azotaba a la población de aquella época era la halitosis, razón por la que se crea la odontología. Es obvio que ejercían la práctica dental de una manera rudimentaria y sin bases científicas, siendo los principales ejecutores de aquellos procedimientos las personas más populares del entorno, dependiendo del período histórico: chamanes, hechiceros, charlatanes, sacerdotes, barberos.

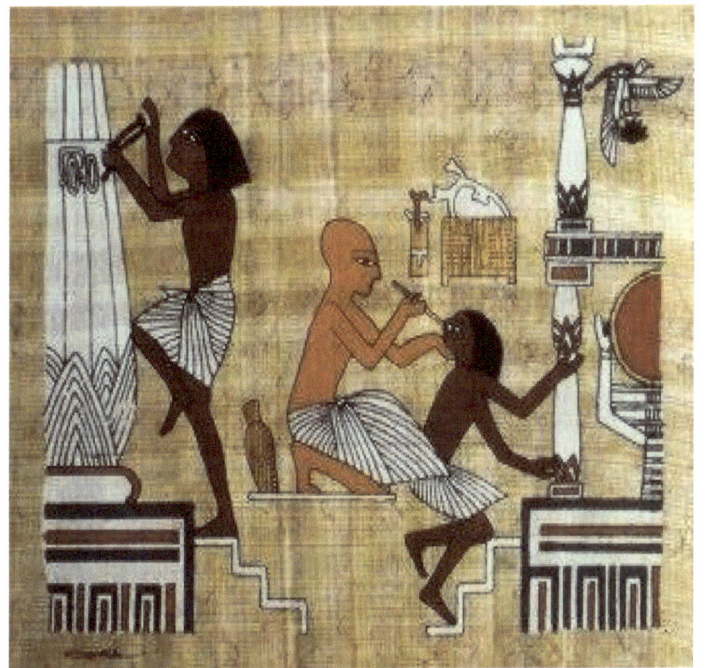

Observe a nuestros antepasados egipcios haciendo uso de la odontología.

Pero, desde esos tiempos a los actuales, ha llovido en demasía, y la odontología se ha desarrollado con enorme opulencia. Sin embargo, el miedo instaurado, debido a la mala praxis en algunas ocasiones o al dolor provocado por las extracciones injustificadas –que en aquellas épocas incipientes eran algo sanguinarias–, ha quedado grabado en la mente del ser humano, y ese miedo se ha ido transmitiendo de generación en generación.

Recordemos que la educación para la salud que poseían esas distintas sociedades era bien pobre, y que los procedimientos que se realizaban eran totalmente curativos –y con esto me refiero a las diferentes plantas medicinales que utilizaban para calmar el dolor–, o estéticos en casos menores, pero no incluían en sus planes la prevención.

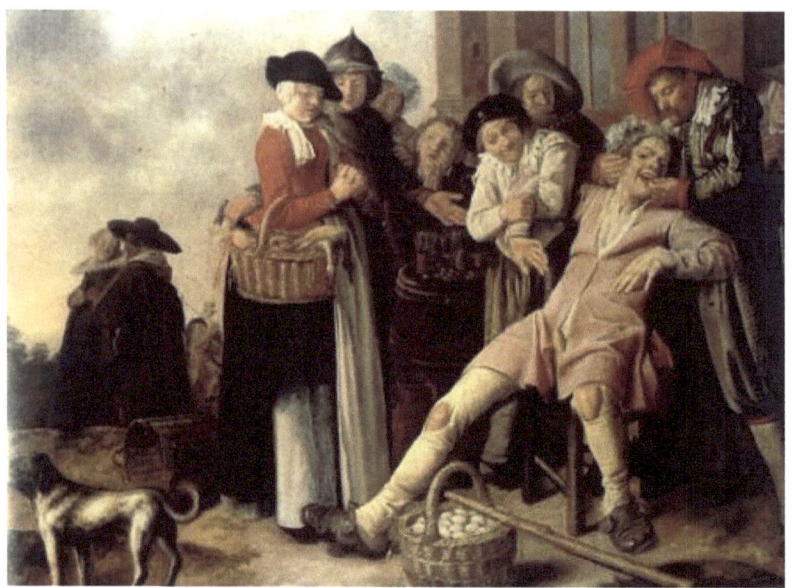
Observe la manera en la que era practicada la odontología.

En la actualidad, gracias a ese avance científico que muestra el campo dental, los procedimientos son más fáciles de realizar, por lo que, de igual manera, las expectativas para mantener una pieza dental en la boca son más elevadas.

Sin embargo, actualmente hay quienes aún se han quedado atascados en el tiempo sin lograr evolucionar y se han marcado una cruz innecesaria.

Estudie este libro como si su vida dependiera de ello, como si la vida de su familia dependiera de ello. Usted tiene la oportunidad de otorgarle un nuevo rumbo a su salud bucal, así que no se desvíe, no tome atajos. Está comprobado que una de las cosas por las que más se arrepienten las personas en la vida, una vez alcanzada la edad adulta y la vejez, es de no haberse encargado de cuidar sus dientes a tiempo.

Poseer una dentadura sana es clave, no solo porque estarán libres de enfermedades, sino también porque expondrán diariamente al mundo su bienestar, seguridad y belleza.

Muchos pacientes, durante el conversatorio, preguntan «¿cuánto vale sacar esta u otra pieza dental?». Ninguno me pregunta «¿cuánto vale mantener esta pieza dental en mi boca?».

Y todo se debe a que la gran mayoría de la población ha sido criada con miedo y alejada de la consulta dental; por tal motivo, la educación para la salud que presentan es totalmente baja. Se encuentran frente a algo que les causa pavor, pero que al mismo tiempo necesitan para vivir armónicamente saludables. Eso produce un choque de emociones donde la mayor parte de las veces sale ganando «el miedo».

Y es aquí donde comienza para usted este llamado de atención. Un *jaloncito de orejas*, en busca de un bien mayor: el de lograr quitar el miedo al dentista.

Pare de decirle a su mente que el odontólogo le asusta. Tome ahora las riendas y así podrá cuidar su salud oral, y lo que es más importante, podrá cuidar la salud de sus hijos. Ayude a que ellos se críen sin miedo y notará, durante toda su vida, la luz en sus rostros alegres, el bienestar en su cuerpo y la dicha en sus corazones.

Confío plenamente en que, una vez acabada esta lectura, usted contará con un arma a su favor para vencer en la guerra del miedo al odontólogo. Una guerra que ha sido peleada durante mucho tiempo y que ha causado numerosas bajas al universo estomatológico.

Muchísimas gracias por confiar en mí. Es un privilegio enorme que, de tantos libros disponibles en el mercado para leer, usted haya decidido disfrutar este. Espero no decepcionarle, pero sé que no lo haré, pues puse mi corazón y mi mente a trabajar bien duro para entregarle lo mejor.

Antes de continuar con la lectura, me gustaría que se tome un tiempo para responder al siguiente cuestionario y hacer de este estudio un viaje provechoso:

1) ¿Le da miedo ir al odontólogo? ____

    a.   Mucho.
    b.   Un poco.
    c.   Nada.

2) ¿Con qué frecuencia acude a su odontólogo? ____

    a.   Nunca.
    b.   Rara vez.
    c.   Frecuentemente.

3) ¿Qué tanto considera que acudir al odontólogo es importante? ____

    a.   Poco.
    b.   Algo importante.
    c.   Muy importante.

4) ¿En qué horarios prefiere ir al odontólogo? ____

    a.   Mañana.
    b.   Mediodía.

c. Tarde.
d. Noche.

5) ¿Qué es lo que le causa más miedo cuando acude a la consulta? ____

a. El ruido de la turbina.
b. Que tengan que anestesiarme.
c. Sentir dolor.
d. Que el odontólogo me trate mal.

6) ¿Podría reconocer con facilidad enfermedades como caries dental, gingivitis o cáncer bucal? ____

a. Sí.
b. No.
c. Tal vez.

7) ¿Es consciente de que las enfermedades bucales pueden desencadenar también enfermedades en otras regiones de su cuerpo? ____

a. Sí lo sabía.
b. Nunca lo hubiera imaginado.
c. Recién lo escucho.

8) A modo general, ¿cómo considera usted su estado de salud bucal? ____

a. Bueno.
b. Regular.
c. Malo.
d. No sabría decirle.

Estos interrogantes le servirán para autoevaluarse y saber en qué punto se encuentra. No se preocupe, nuestra tarea será cambiar ese resultado o mejorarlo. Manos a la obra.

I

La odontología como arma para crear miedo o causar obediencia

En muchos países, los padres usan la odontología como un arma para crear miedo en sus hijos (por supuesto, sin ningún tipo de mala intención), y lograr de esa manera, aunque no es lo recomendable, que los niños mejoren su comportamiento en un momento determinado en que los padres necesitan que estos cumplan con alguna orden específica.

Por esta y muchas otras razones, la mente de los infantes ya crea un terrible temor con respecto al odontólogo y nos hace difícil el trabajo a los profesionales cuando tenemos que tratarlos. ¿Y qué podríamos hacer nosotros ante tal acto de naturalidad de los niños? Ni siquiera tendríamos cómo reprochar su conducta, ya que ha sido algo implantado por sus propios padres.

En nuestra querida América Latina, por ejemplo, los papás usan frases como «si no te comes la comida, te llevo al dentista» o «si no te portas bien, te llevo a la consulta dental». Eso nos convierte en «el coco», «el hombre del saco», en villanos modernos y reales.

Creo que los niños que acuden a consulta con su muñeco de Spiderman o Superman se imaginan que estos los salvarán de nosotros. He visto a niños hacerse pipí apenas se sientan en el sillón dental. Niños a quienes se les ha tratado con mucho cariño, se les ha dado la bienvenida lejos del área de trabajo, para que se encuentren más cómodos y confiados, pero a los que, aun así, el miedo los vence.

Y no solo eso, sino que los mismos padres empiezan a operar en nuestra contra, al adoptar una postura idéntica a la de sus hijos. Es entendible que a nadie le guste ver sufrir a su pequeño o pequeña, pero hay quienes realmente se pasan de sobreprotectores, cuando, por el contrario, deberían estar apoyándonos durante todo el proceso. A veces no se sabe a quién se debería convencer primero, si a los padres o a los niños.

Incluso, en ocasiones, los chicos no tienen miedo y son sus papás quienes los contagian. Les dicen: «Mi niño, no se preocupe, que no duele nada. Todo estará bien, no me llore. Ya va a pasar...».

Realmente se lo dicen a ellos mismos para mantener la compostura. Y es bien frecuente que la madre o el padre estén más nerviosos que sus hijos, suden más que sus hijos, griten o lloren más que sus hijos.

Ahora, qué diferente sería si los padres les hubieran inculcado a sus pequeños una correcta educación dental, hábitos certeros de visita al odontólogo. Todo sería normal. Tal vez existiría un ligero nerviosismo, quizás temor ante un nuevo procedimiento, ante una nueva técnica, pero todo resultaría más sencillo.

Por esta razón, le rogamos que converse con sus hijos acerca de la visita al dentista, dígales que es muy bueno para ellos, y no les estará mintiendo. Es realmente muy beneficioso para todos. Cuénteles historias positivas de usted yendo al consultorio, narre como si fuera un buen cuento infantil. No se preocupe, luego será tarea del médico hacerles creer que la unidad dental es una nave espacial e ingeniárselas para que los pequeños pierdan ese miedo.

En realidad tenemos un arsenal de ideas para trabajar con los infantes. Lo único que necesitamos es contar con el total apoyo de los padres, lograr que cada uno juegue el rol que le corresponde de manera correcta, para tener éxito en la vinculación del pequeñín a nuestra comunidad estomatológica.

Es muy importante que usted tome en consideración los siguientes aspectos:

1. Eduque desde temprana edad a su hijo para que visite al dentista.

Esto es bien sencillo realmente: solo cepille sus dientes frente a sus hijos desde temprana edad. El ser humano aprende observando y eso debemos hacer. Si ellos nos ven todos los días ocupándonos de nuestra higiene bucal, al crecer lo harán de manera natural. Además, los niños tienden especialmente a reproducir lo que observan de sus padres, hermanos, tíos o abuelos.

Desde que el niño nace, ya debemos comenzar a incorporarle adecuados hábitos de higiene bucal. Le recomendamos que, al menos tres veces al día, usted embeba, con agua hervida, una gasa estéril y la pase por todas las almohadillas gingivales de su bebé, es decir, por el área de la encía, la cual posteriormente será ocupada por sus dientes primarios o temporales.

La leche que ingiere nuestro bebé es de vital importancia para su crecimiento y desarrollo, pero, como sustancia láctea al fin, también sufre de un proceso de descomposición, y, por ende, esto conlleva a la acumulación de microorganismos en la cavidad oral.

Al incorporar este hábito, después será mucho más fácil introducir el cepillado dental. El niño ganará confianza, ya que realizará un ejercicio que va a formar parte de su rutina diaria.

Si usted es una persona que siente miedo por el dentista, evite inculcar en sus hijos semejante pavor. Ellos le agradecerán enormemente poder contar con una salud bucal eficiente. Piense por un instante: usted seguramente ha perdido piezas dentales. Sus padres no le inculcaron a usted estos buenos hábitos. Usted realmente odia no poder sonreír sin miedo, se siente un poco o muy descontento con su estado de salud bucal, estéticamente está inconforme y le avergüenza su apariencia. Entonces, ayude a sus hijos, no permita que pasen por esa situación. Ellos se lo agradecerán eternamente. En sus manos tiene la solución.

2. Visite a su odontólogo desde temprana edad.

Usted debería visitar el consultorio dental al menos tres veces al año. Debería llevar a su hijo a consulta, por primera vez, al menos a los 3 meses de edad. Existen varias malformaciones de origen bucal que pueden producirse tras la concepción, y quién mejor que el especialista en esta área para asegurarse de que todo marcha sin problemas.

Como ejemplo de estas afecciones tenemos el paladar hendido y el labio fisurado. Ambas causan malformaciones en la región bucal que comprometen la función y la estética, atentando, en gran medida, contra la salud oral.

Nos enfrentamos a diario con casos sin tratar de frenillos cortos en niños, que posteriormente nos traen consecuencias mayores que se habrían evitado si hubiéramos resuelto el problema con antelación.

Como estas, existen varias patologías que deben ser correctamente diagnosticadas y atendidas precozmente, para garantizar el éxito del tratamiento.

Además, el especialista compartirá con usted información vital para el beneficio del pequeño, detalles que le permitirá prevenir posibles enfermedades y evitar accidentes. Asimismo, le aportará *tips* muy importantes que los padres desconocen, o de los cuales ha escuchado muy poco. Por ejemplo, la postura que debe mantener su bebé al dormir, la cual, si no es tomada en cuenta, podría traer consecuencias negativas para el desarrollo y la adecuada proporción de los músculos faciales.

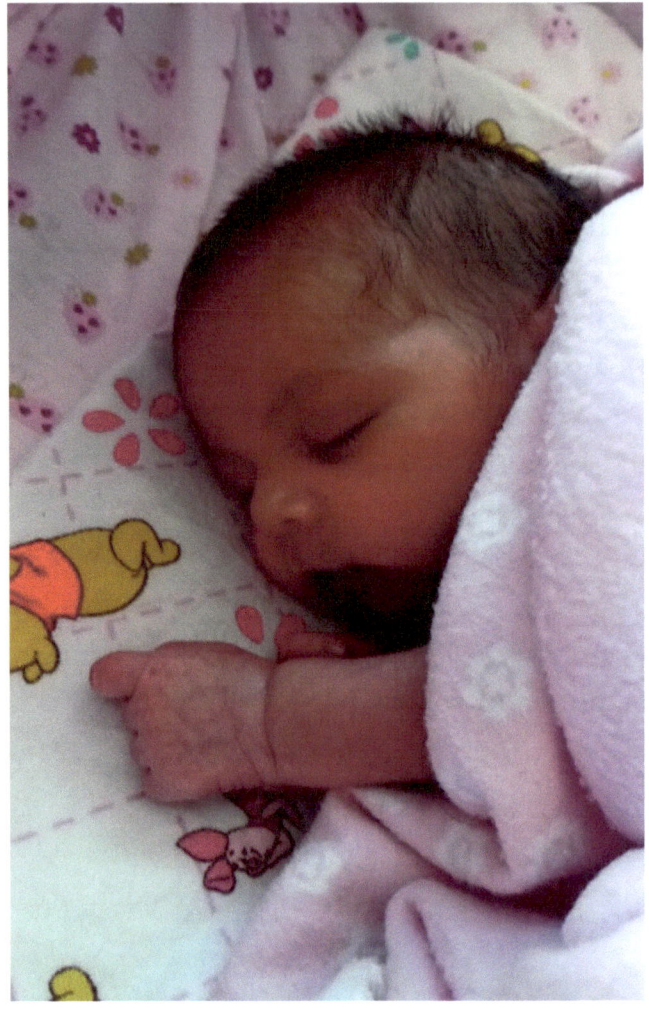

Por lo general los bebés tienden a voltearse a cada rato y de esta manera no se sobrecargan los músculos de la cara.

Cumpliendo con las visitas programadas por su odontólogo, usted y su hijo podrán disfrutar de momentos amenos en la consulta dental, ya que la atención será fluida.

El solo hecho de que usted haya seguido adecuadamente las indicaciones que han sido brindadas por su especialista desde los primeros meses de vida de su pequeño hace que la atención odontológica sea parte de la información cognoscitiva del diminuto paciente, así que usted puede sentirse orgulloso u orgullosa del estupendo hábito fomentado.

Imagínese, por el contrario, a un niño cuyos padres jamás lo llevaron a la consulta, a un niño al que nunca le incentivaron a realizar el cepillado, o al que jamás le mostraron cómo hacerlo. Seguramente, durante su primera visita al dentista, morirá de miedo y no permitirá que lo evalúen. Luego se irá a casa prometiendo que vendrá en otra ocasión, y «ojos que te vieron ir, jamás te verán volver».

Por esa razón, es necesario que comprenda que la cultura para la atención odontológica debe empezar a construirse con cimientos firmes, desde bien temprano.

Durante un almuerzo que compartí con unos excompañeros de trabajo, les pregunté por la salud de sus hijos. El menor de ellos tenía un año de edad al momento de escribir mi libro. Entonces me comentaron que notaban que sus dientes no estaban brotando. Me preguntaron si a mi bebé, que tenía 10 meses de edad en ese momento, ya le habían comenzado a salir los suyos. Les respondí que ya tenía cuatro en boca, los cuales se les veía sin dificultad, y mis amigos casi mueren debido a la preocupación. Entonces les pregunté: «¿Ustedes ya llevaron a su pequeño al odontólogo?». La respuesta: «Pero si no tiene dientes aún».

Esa es la creencia popular: si no tiene dientes, no se lleva al cirujano dentista; si no tiene dientes, no se lava, etc. Les expliqué que existe una cronología de erupción dentaria y que obviamente su pequeño podría encontrarse algo atrasado en este aspecto, aunque debíamos realizar los estudios pertinentes para emitir un diagnóstico certero, y los invité a la consulta dental para evaluar a profundidad el caso.

Ahora bien, yo les pregunto: ¿habrían estado los padres igual de preocupados si hubiesen asistido a la consulta cuando su pequeño tenía tres meses de edad, o tendrían más información y estarían más preparados para manejar la situación?

Creo que todos coincidimos con la respuesta a esa interrogante. Por ejemplos como el anterior, no se descuide: actúe con prontitud.

3. Comportamiento en la consulta dental.

Una vez que nos encontremos en la clínica por primera vez, debemos mantener una postura serena y conversar con el pequeño todo el tiempo, así sea un bebé de tres meses de edad. Es muy importante que le transmitamos seguridad y confianza.

Si ya el niño es más grande y nos comprende bien, sería bueno explicarle todo. Debemos tener una conversación amena y sincera. Recuerde cuán importante es para el pequeño poder observarnos tranquilos y confiados.

Porque, definitivamente, el comportamiento de ellos dependerá, en gran medida, del nuestro. He tenido muchas veces casos en donde los padres están más inquietos y angustiados que sus hijos. Eso crea un ambiente pésimo para el futuro diagnóstico a ejecutar y puede provocar la frustración del chico, del padre y del médico.

Asegúrese, en caso de que sea la primera cita, de que el doctor los reciba a usted y su hijo en la sala de espera, en un ambiente neutro, sin el sillón dental a la vista, sin mascarillas ni guantes colocados, con la finalidad de que se cree un vínculo entre todos y comience a generarse la confianza que amerita cada paciente. En ocasiones, cuando estamos en presencia de nuestra primera visita al odontólogo con nuestro pequeño, no pasamos a sentarlo en el sillón de una, sino que comenzamos interactuando con el paciente. Muchas veces, en su primera vez, solamente conversamos y jugamos un poco. Esto es excelente para crear empatía y ganar su confianza.

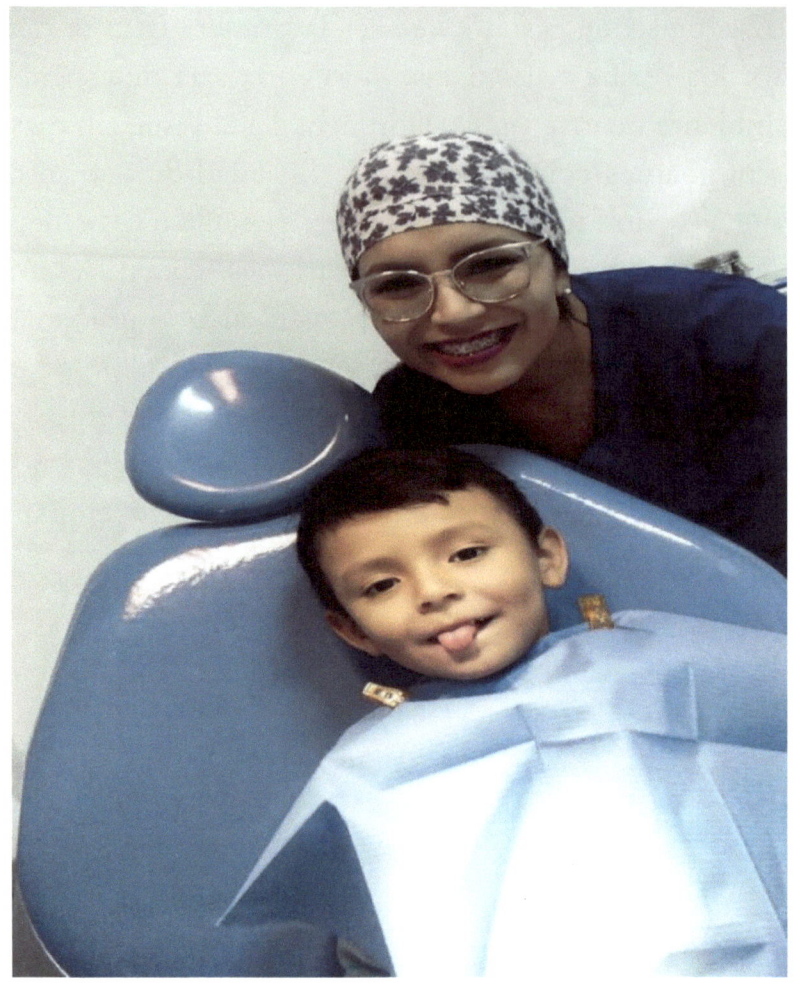

Foto cortesía de la Dra. Milly Flores.

4. Pregunte todo.

¿Se ha preguntado por qué los niños aprenden de manera más fácil que los adultos? Es simple. Desde que somos muy pequeños andamos preguntándolo absolutamente todo, una y otra vez, hasta que finalmente aprendemos. Así aprendimos acerca de los colores, los animalitos, las comidas, de todo cuanto nos rodea. Y por alguna razón, esa manera tan eficaz de preguntarlo todo se va perdiendo a medida que vamos creciendo. Es de vital importancia que usted le pregunte a su médico acerca de todo lo que no sabe o le genera dudas. Es la vía más acertada para que usted se nutra de todos esos conocimientos tan importantes y que le harán crecer en educación para la salud bucal. No sienta vergüenza. Haga, si lo desea, una lista de todas las cosas que le gustaría que su médico le explicase. Usted tiene todo el derecho de preguntar.

5. Agende una próxima cita.

Ya le hicieron la evaluación y todo salió genial. Incluso supongamos que su hijo está totalmente sano. No espere a que se enferme para acudir nuevamente a la consulta. En ese mismo rato, agende otra cita para dentro de tres meses y trate de no olvidarlo. Esto creará un potente hábito de evaluación periódica, y, de igual manera, nos apegamos a un sistema de trabajo que defiende los estandartes de la prevención. Recuerde: la mejor forma de curar es previniendo.

Muchos se alejan del consultorio dental eternamente, otros regresan a los cinco años. La idea es que usted y su hijo mantengan sus visitas constantes. Con cuatro consultas al año debería bastar. Y si usted pone en práctica todo lo aprendido en este libro, le será más que suficiente, además de que disfrutarán el proceso.

II

Situaciones frecuentes

Existen patologías y lesiones que aparecen con mayor frecuencia, siendo estas las razones principales de su visita al odontólogo. Es muy importante que podamos conocerlas e identificarlas, para estar preparados cuando llegue la hora. Le expondré de manera muy clara y breve las que considero que son de mayor importancia y aparecen con mayor frecuencia en nuestra consulta.

1. Caries

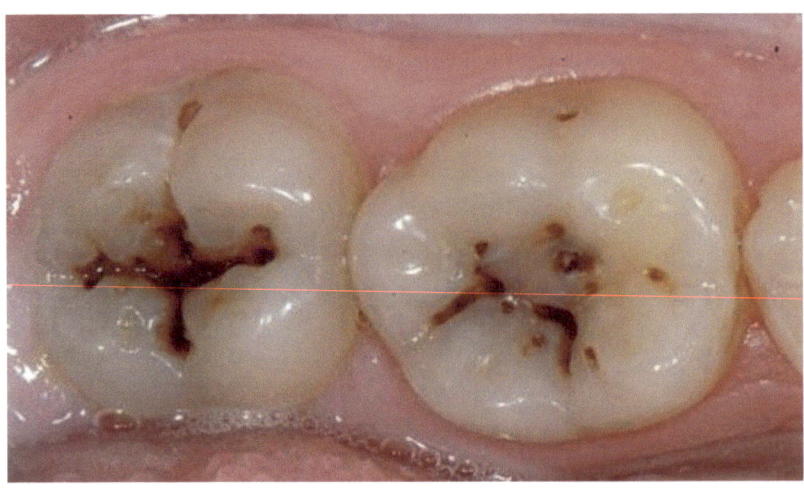

La caries dental es una enfermedad infectocontagiosa (más bien un proceso) que se caracteriza por la destrucción del tejido afectado como consecuencia de los ácidos desprendidos por la acumulación de placa bacteriana (cálculo dental o sarro), trayendo como resultado la cavitación de la estructura dental.

Pero bien, para que pueda comprenderme de mejor manera: si usted se cepilla mal o no lo hace, entonces con el tiempo comienza a formarse una masa de bacterias que se junta con restos de alimentos, los cuales generan ácidos que dañan al diente poco a poco, hasta formar la caries.

La caries se encuentra entre las afecciones que más azotan al ser humano, por lo que es muy popular. Es tan popular, que estoy seguro de que usted es incluso experto reconociendo esta enfermedad.

Existen varios factores de riesgo relacionados con la aparición de esta enfermedad, siendo los más importantes un alto grado de infección por microorganismos, la mala higiene bucal y el consumo excesivo de carbohidratos refinados (dulces), que, combinados con el factor tiempo, atacan al hospedero, o sea, a nosotros y nuestra boca.

Lo más frecuente es que, cuando ya acuden los padres con sus hijos a la consulta, sea debido a que existe dolor, o al menos molestias en una pieza dental. Eso se traduce en descuido total por parte de los pacientes, ya que la lesión cariosa tarda algún tiempo en manifestarse y provocar esas sensaciones dolorosas.

Por esa razón, debemos ser conscientes y disciplinados. No nos ausentemos por mucho tiempo del consultorio dental. El odontólogo es la única persona que puede garantizarle un correcto plan de tratamiento para usted y sus seres queridos.

Mantener un elevado porcentaje de visitas al consultorio será lo ideal para toda la familia. Imagino que todos habrán escuchado la frase «es mejor prevenir que tener que lamentar». Esto es válido para la odontología y para las demás ramas médicas; es más, esto es válido hasta para las situaciones de la vida. Así que prevenga todo el tiempo.

¿Se asombraría si le afirmo que una caries dental puede evolucionar de tal manera que puede producir la muerte del ser humano?

Pues sí. Una simple lesión de caries que no es tratada puede avanzar y destruir tejidos dentales. La infección puede propagarse hacia otras estructuras vecinas, causando grandes complicaciones y, como le mencioné anteriormente, la muerte.

No se descuide, no se relaje. Observo muchos pacientes que están con algunas caries y a quienes les señalamos en su plan de tratamiento que deben realizarse el procedimiento para la eliminación del tejido dañado y la posterior restauración (calce), pero no acuden a consulta o tardan muchos meses en regresar. Para cuando regresan, en su gran mayoría, hay complicaciones extras.

2. Gingivitis

Es la inflamación de las encías producto de la colonización bacteriana y de una higiene bucal deficiente, lo que provoca el aumento de volumen de la encía, y puede traer como consecuencia el sangrado de los tejidos blandos que rodean al diente o a los dientes involucrados, mal olor y, en ocasiones, dolor.

Como se mencionó anteriormente, la enfermedad aparece debido al elevado número de bacterias que se alojan en la cavidad oral y causan la inflamación.

El bajo índice de higiene bucal tiene mucha relación con la aparición de esta patología, aunque también pueden presentarse otras causas, como por ejemplo enfermedades gingivales debido a causas virales, sistémicas, hormonales, medicamentosas, e incluso genéticas.

Por estas razones, la importancia que recae en los padres para llevar con prontitud a sus hijos al consultorio es vital.

La mayoría de las veces acuden al dentista por el aumento de volumen que aprecian en las encías de sus pequeños, mas no así por presencia de dolor, característica poco habitual en esta enfermedad. Lo cierto es que necesitamos prestarle mucha atención, ya que las causas de la aparición de la enfermedad son variadas, y algunas pueden incluso llegar a ser letales. Como ejemplo de esto tenemos la leucemia, que presenta manifestaciones bucales, volviendo el tejido de la encía rojo, sensible e inflamado.

Una vez más, se destaca la importancia de realizar una revisión temprana y periódica. Esto, sin dudas, puede salvar vidas.

Personalmente, tuve a un paciente, un niñito, que lamentablemente ya no se encuentra entre nosotros. Resulta que su mamá lo había traído a consulta debido a la gran inflamación que el pequeño presentaba, y en el momento del examen clínico me llamó la atención ver que sus encías se encontraban increíblemente inflamadas, aunque su condición bucal en general no era mala. Hice algunas preguntas a la mamá en busca de respuestas y también mandé hacer un examen de sangre. Este examen reveló la verdadera causa del sangrado y la inflamación gingival: la leucemia.

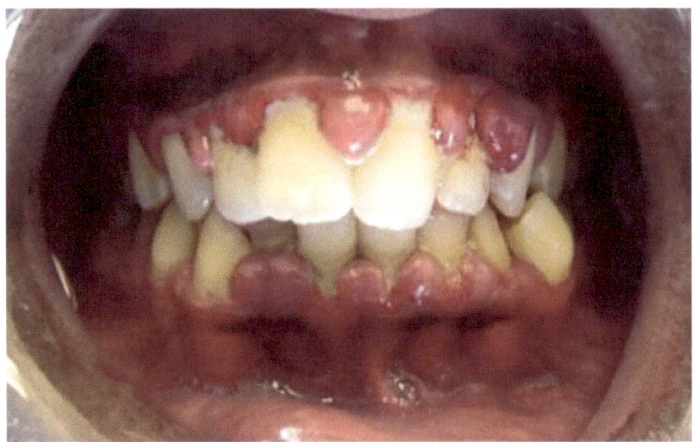

Nótese la inflamación en paciente con leucemia.

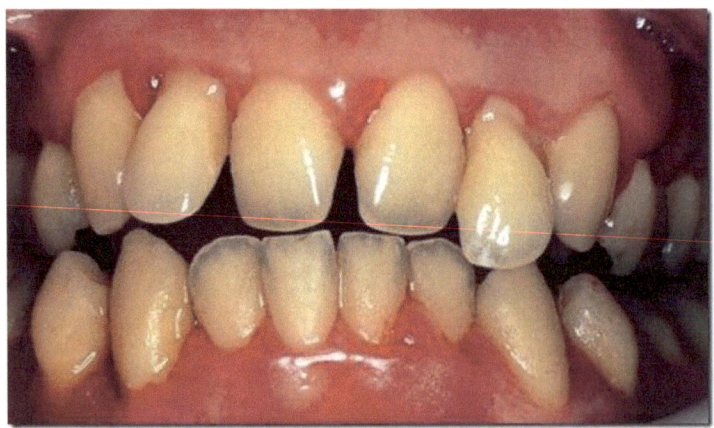

Presencia de gingivitis.

3. Periodontitis

Una vez avanzada una gingivitis que no es tratada, puede desencadenarse enfermedad en los tejidos de protección y sostén de nuestros dientes, provocando pérdida de hueso y la posterior caída de nuestras piezas. Usted deberá prestar atención a algunos síntomas que pueden aparecer, como por ejemplo:

- Sangrado de encías.
- Enrojecimiento y aumento del tamaño de las encías.
- Encías que se separan de nuestros dientes.
- Movilidad dental.
- Mal olor.

Esta enfermedad es una de las causas principales por las que las personas pierden sus piezas dentales; por lo tanto, se le debe prestar mucha atención.

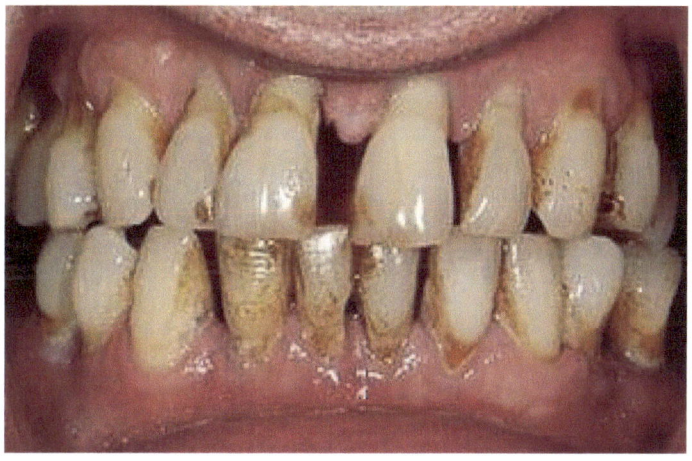

Paciente con periodontitis.

4. Abscesos

Usted se ha encontrado, frecuentemente, con unas llaguitas redondas y rojas que se muestran encima de uno o varios de los dientes de sus hijos. Existen varias formas y causas por las cuales aparecen. Una de ellas es por caries dental. Esa lesión que tenía su hijito, esa molestia ligera, la cual fue aumentando de a poco hasta que llegó el dolor fuerte, pero por la cual, aun así, nunca acudieron al consultorio para resolver el problema, causó la muerte de los tejidos internos del diente, y «la bolita» es la forma en que se evidencia dicha muerte.

Como mencionaba, también puede aparecer por otras causas; una de ellas, un fuerte golpe en una pieza dental. Ese signo clínico de la llaga nos dice que vayamos rápido a visitar a un odontólogo.

Pero muchos padres pueden confundir esto con el verdadero absceso dental. Este se diferencia de la fístula porque existe un aumento de volumen en el lado de la cara en que reside la pieza dental enferma, hay dolor y el absceso no logra supurar por sí mismo, sino que precisa de la rápida intervención del profesional para calmar y controlar la situación.

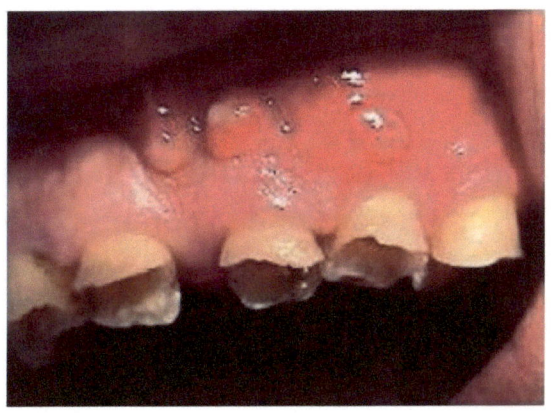

Paciente con numerosas fístulas dentales.

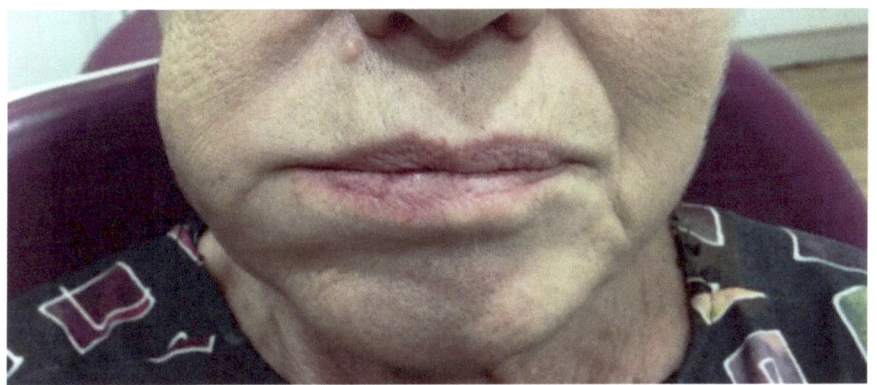

Observe la presencia de inflamación por causa de este absceso.

5. Gingivoestomatitis herpética aguda

Esta es, sin duda, una de las afecciones más comunes que padecen los niños, sobre todo entre el primer y el quinto año de vida. Se trata de un proceso viral proveniente de la familia *Herpesviridae*, la cual causa pequeñas lesiones rojizas, que se ulceran con facilidad, y que pueden generar dolor, fiebre y decaimiento al pequeño, y en casos muy severos, hasta la muerte. El virus pudo haber sido contraído por contacto directo (saliva) o indirecto (cubiertos contaminados).

El tratamiento de esta afección irá encaminado a disminuir los síntomas del paciente. Iremos desde la curación de las lesiones hasta el control de la propagación de la enfermedad. Se requiere de la participación y el apoyo de los padres en todo momento.

Los niños suelen presentar dolor e irritación, y estar decaídos. Es normal que no tengan ganas de probar bocado y que prefieran, durante esa etapa, la ingesta de líquidos o cosas heladas. Hay que tener especial cuidado, ya que, como he mencionado anteriormente, la mayoría de los casos presentan fiebre y la temperatura suele subir bastante.

Afortunadamente, una vez que el niño es traído a consulta, y el odontólogo realiza la inspección y ejecuta el plan de tratamiento que es seguido rigurosamente por los padres, el pronóstico es excelente.

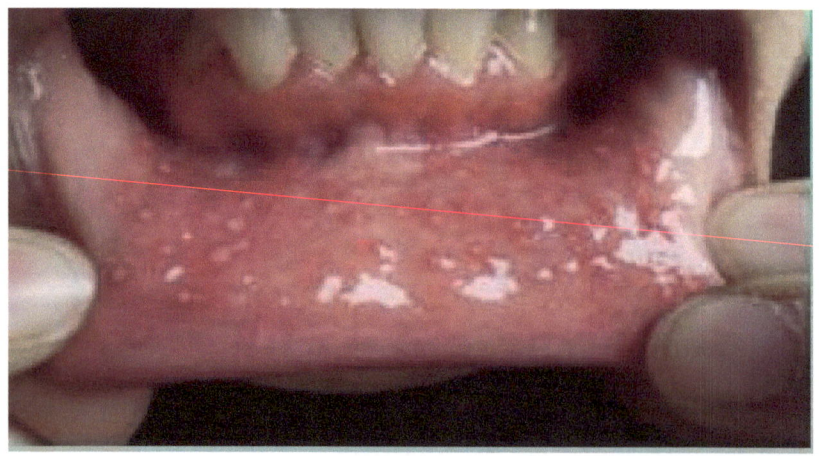

Observe la presencia de lesiones en este paciente.

6. Aftas bucales

Una causa por la que acuden a veces con mucho dolor a nuestra consulta dental es, sin dudas, la presencia de aftas bucales. Se trata de una lesión parecida a la expuesta anteriormente, aunque esta puede variar su tamaño, y puede llegar a doler enormemente. Incluso los niños que la padecen dejan de comer, porque el mínimo estímulo del alimento los irrita.

Aparece en la mucosa bucal, en la lengua o el paladar. Los factores de su aparición son variados, siendo algunos de ellos de tipo inmunológico, psicológico, traumático, alimenticio, vírico, bacteriano, etc.

El tratamiento irá encaminado a eliminar la causa y a proceder a la aplicación tópica de medicamentos, enjuagues bucales, el uso de analgésicos y antiinflamatorios, entre otros. Usted en casa puede usar enjuagues con clorhexidina, aplicar miel o propóleos en la zona afectada, tomar un analgésico en caso de dolor, evitar comidas calientes, picantes o muy condimentadas, no fumar ni beber alcohol, y visitar a su odontólogo.

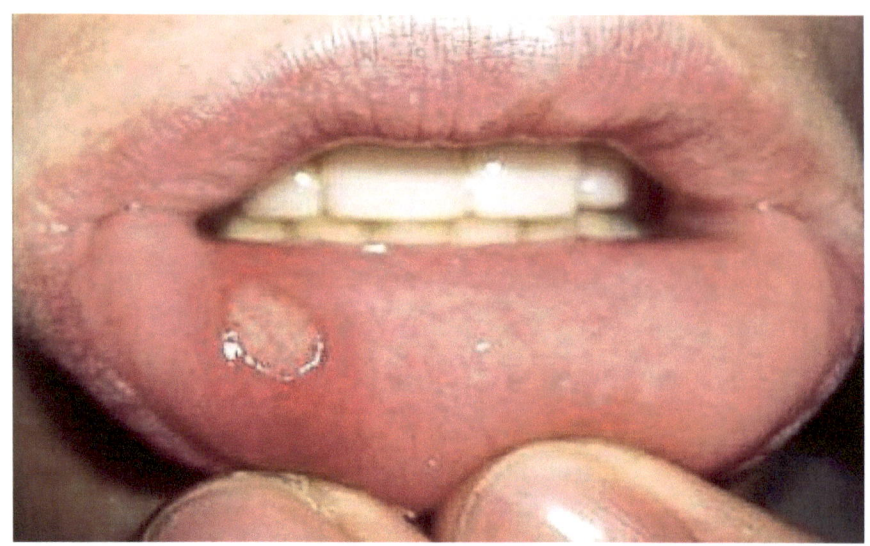

Presencia de afta bucal dolorosa.

7. Fracturas

Este es, sin duda, un tema de suma importancia para usted y su hijo. Recuerde que los niños a veces se encuentran en «la edad del niño explorador», y están aprendiendo a caminar, saltar, correr. O, sencillamente, están en edad escolar, tiempo en el cual acontecen estos sucesos, provocados por empujarse los unos a los otros, por peleas, o por la práctica de algún deporte.

Son bien frecuentes las caídas o los choques. Trate de tomar todas las medidas posibles para precautelar la seguridad de sus pequeños, porque, realmente, esta situación es bien común.

Acá podemos ver las fracturas de coronas, que pueden generar pérdida de toda o una parte de la estructura dentaria. Esto obviamente afecta a los adultos también, pero es más frecuente en niños y adolescentes. Ante una situación de este tipo, lo más recomendable es que acuda cuanto antes al odontólogo.

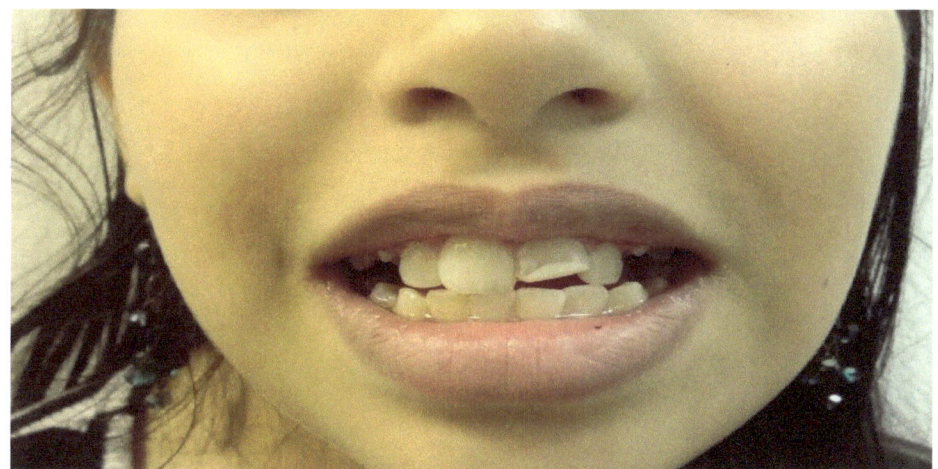

Fractura de esmalte y dentina en la corona del diente.

8. Avulsión

Si su pequeño se cayó y uno de sus dientes salió disparado, siendo desalojado de la cavidad bucal, entonces nos encontramos frente a una avulsión dental. Las formas de proceder ante este accidente varían dependiendo de la edad del niño. Si el infante tiene dientes de leche o primarios, no aconsejamos reimplantar el diente; sin embargo, si su hijo posee ya dientes permanentes, entonces sí está indicado el reimplante.

En caso de que no se atreva a realizarlo usted mismo, debe agarrar el diente y colocarlo debajo de la lengua, o entre los carrillos de su hijo (si es muy pequeño debe hacerlo usted mismo, porque de lo contrario podría tragárselo), e ir de inmediato al odontólogo. Recuerde una cosa: nunca agarre el órgano dental por la raíz.

Siempre conserve la calma con serenidad. Si usted cumple con estos pasos cabalmente, el pronóstico del tratamiento será muy bueno y su hijo tendrá nuevamente su pieza dental insertada en su boquita.

Eso sí, el factor más importante en relación al éxito de este tratamiento será el factor tiempo. Mientras más rápido llegue usted al consultorio, mejor será el resultado.

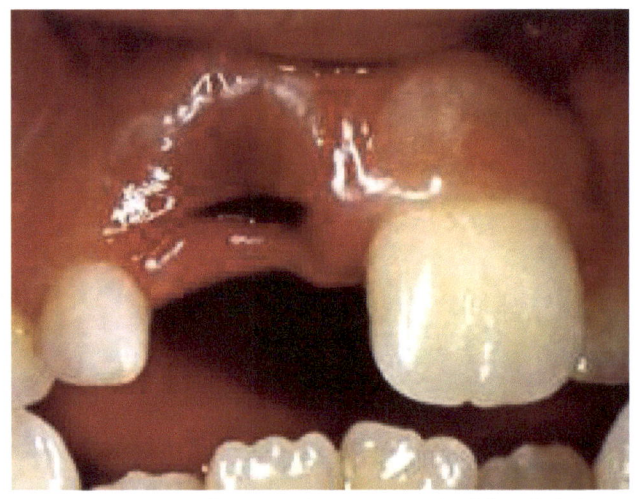

Observe la zona enrojecida por el trauma y la falta del órgano dental.

9. Dientes manchados

En numerosas ocasiones acuden los padres a la consulta, asustados, porque sus hijos tienen coloraciones parduzcas o manchas en sus dientes. Esto afecta claramente la estética del pequeño y hace que se sientan mal psicológicamente. Puede haber varias causas con respecto a esta dolencia, desde un alto uso de fluoruros hasta ingestión de medicamentos, por parte de los padres o de los niños, trayendo como resultado el cambio de color y el debilitamiento de la estructura dentaria.

Recuerde que, desde hace muchos años, nuestros gobiernos han adoptado, como medida preventiva contra la caries bucal, la fluorización de las aguas. Esta medida consiste en incorporar una cantidad suficiente de flúor en el agua, al alcance de las comunidades, ya que este compuesto actúa como remineralizante de nuestros dientes.

Además de esto, encontramos la presencia de flúor en la mayoría de cremas dentales y en algunos alimentos, aunque en estos últimos está presente en menores concentraciones. Por lo tanto, debemos ser muy cuidadosos, ya que muchos padres comienzan a cepillar los dientes de sus hijos utilizando la misma crema dental que emplean para sí mismos. Esto puede traer como consecuencia lo que conocemos por «fluorosis», es decir, una exposición excesiva en las concentraciones de flúor consumidas, que van más allá de lo recomendado. Visite a su odontólogo de confianza para que pueda ayudarlo con la elección de la crema dental ideal para sus pequeños.

La buena noticia es que podemos corregir el cambio de color y devolverle al pequeño la seguridad que necesita.

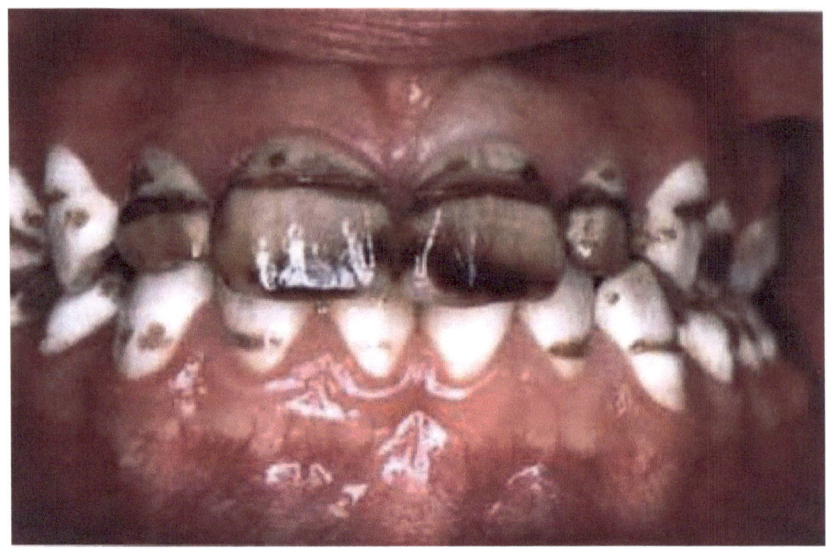
Manchas en los dientes debido a ingesta elevada de flúor.

10. Erupción tardía

Con frecuencia, los padres se preocupan al notar que sus hijos tardan en mudar algunos dientes. Los comparan a menudo con los demás chicos de la misma edad que su hijo y las alarmas comienzan a sonar. Por eso, es muy importante que la visita al odontólogo sea bien precoz y puntual. Es la única manera que tienen los padres para aprender todo lo relacionado con los tiempos de erupción de los dientes. Unos de los dientes por los cuales comienzan a preocuparse son, sin duda, los incisivos centrales superiores; pueden ser afectados ambos o uno solo.

En este caso, orientamos una radiografía panorámica para cerciorarnos de la existencia del órgano dental y procedemos al pequeño acto quirúrgico, que tiene como objetivo eliminar los factores que se encuentran impidiendo la aparición de la pieza en el arco.

Es bien gratificante observar el rostro de los padres y del niño, una vez que el diente se hace visible.

Con relación a este último tema, es muy importante que tengan conocimiento acerca de algunos trastornos de forma, tamaño y variaciones anatómicas que pueden darse en los dientes, incluso ausencia de algunas piezas, las cuales, ocasionalmente, no se forman.

Lo que quiero decir es que se encontrarán con dientes bien pequeños, o muy grandes, o con formas extrañas, dientes que brotan de más o que no aparecen.

Un consejo bien importante en relación con esta temática es la identificación de los primeros molares como dientes de gran importancia y relevancia. Estos son los primeros dientes permanentes en erupcionar, y los padres deben tenerlo presente para que no se cometan errores en su cuidado, ya que, de lo contrario, podrían perderse con facilidad.

Lo común es que sea confundido con un diente de leche, le pierdan cuidado, se enferme por causa de la mala higiene bucal y la alimentación inadecuada, y sea atacado por caries.

Por otro lado, están los padres que pierden cuidado con este tema y pasan por alto lo relacionado con la erupción dentaria. Las consecuencias de esto inciden directamente en el paciente, que sufre problemas funcionales y estéticos más adelante.

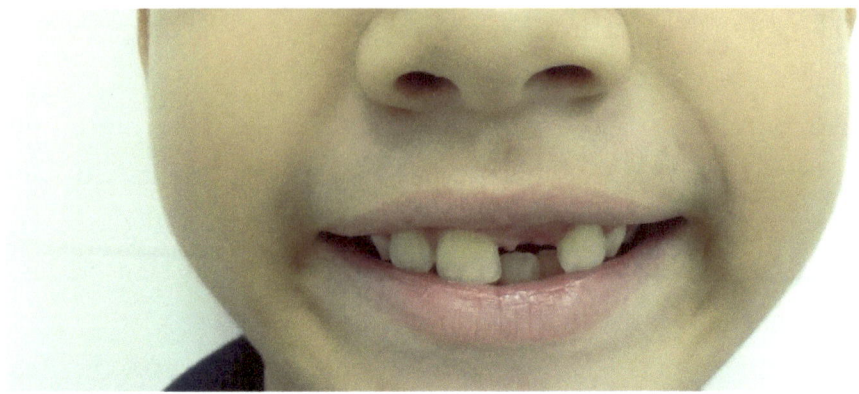

Observe cómo el incisivo central izquierdo aún no aparece.

11. Dientes negros

Cuando ocurre la muerte del tejido dentario, el órgano dental sufre un proceso de degeneración y el mismo tiende a oscurecerse. Muchos pacientes acuden a la consulta de estomatología con la preocupación estética de si podemos devolver el color normal de sus dientes. La respuesta es sí. Con el tratamiento de conductos y un aclaramiento interno, podremos dejar la pieza dental como nueva.

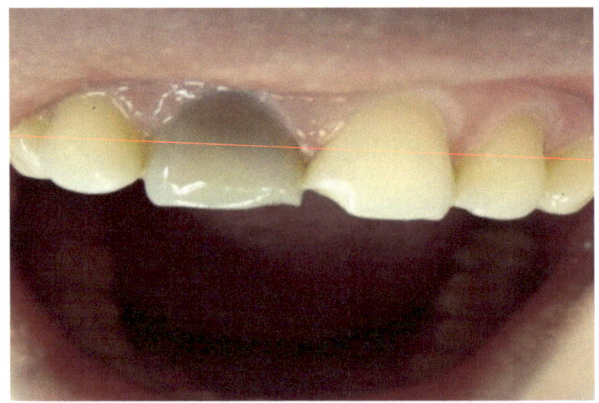

Observe el cambio de color en esa pieza dental.

12. Dolor

Este es el motivo número uno por el cual acuden los pacientes al consultorio. El famoso dolor de muelas que no nos deja conciliar el sueño, que no nos deja comer, que nos vuelve irritables y que vence siempre al miedo que nos tienen los pacientes. Obviamente con dolor no se puede estar. Por eso, las personas que jamás habían visitado al odontólogo se atreven a hacerlo por primera vez.

Según los expertos en el tema, el dolor está descrito como «una experiencia sensorial y emocional desagradable, asociada con daño tisular real o potencial, que incluye componentes fisiológicos y psicológicos».

La clave para no sentir dolor de origen dental reside en la frecuencia con que usted visite a su odontólogo, y en cómo respete sus hábitos higiénicos y alimenticios. Créame, si usted acude a consulta regularmente, cepilla sus dientes tres o cuatro veces al día, usa hilo dental y enjuagues bucales, y cuida su alimentación, las posibilidades de ser atacados por una caries dental son reducidas al máximo. Y es esta la causante principal del dolor.

Ahora, la pregunta es: ¿será falta de educación para la salud y de información lo que hace a las personas ignorar este detalle, o será que realmente el pavor sentido hacia el odontólogo es tan inmenso que simplemente deciden ignorar esta realidad? Lo digo a sabiendas de que la mayoría de los pacientes de nuestro entorno únicamente acuden a la consulta cuando algo molesta o duele.

Le pido a usted que deje de adoptar este tipo de conductas. No se cree este daño tan horrendo. La mayoría de las personas pueden reconocer que tienen una lesión cariosa, ya han sentido ligeras molestias y, aun así, deciden ignorarlo. Le pregunto lo siguiente: si usted se enterara de que tiene cáncer, ¿esperaría a llenarse de valor para acudir al médico o iría de inmediato?

¿Entonces por qué piensa de diferente manera con respecto al odontólogo?

13. Sacar dientes o muelas (extracción dentaria)

Ya sea por presencia de dolor, o por destrucción y fractura de la corona del diente, esta constituye otra de las causas principales por la cual los pacientes acuden a consulta demandando la atención. Esta es una situación que se presenta con frecuencia, casi a diario, en la que el paciente me dice: «doctor, ¿cuánto cuesta la sacada de esta muela?». Es raro, pero ninguno o muy pocos me preguntan por el valor que tendría intentar salvar la pieza dental. Esto, una vez más, es por culpa del miedo y lo que ello causa. Debido al miedo nos alejamos de consulta, y cuando nos alejamos de consulta no podemos comprender que existen formas muy certeras de salvar los dientes, y que hoy en día extraer una pieza dental es casi un pecado. Todo esto sumado a las grandes consecuencias que traería perder un órgano dental.

Ya se lo dijo Don Quijote a su fiel escudero: «Porque te hago saber, Sancho, que la boca sin muelas es como molino sin piedras, y en mucho más se ha de estimar un diente que un diamante». No le faltaba razón a Don Quijote. La pérdida de un diente acarrea una serie de secuelas que van a comprometer la eficacia de la función masticatoria, el estado de salud y el bienestar de nuestra boca, y, por supuesto, el valor estético de nuestra sonrisa.

Las consecuencias de perder un diente son:

Cambios en el patrón de masticación. Para evitar daños en la encía desprotegida y compensar la pérdida de un diente, tenderemos a masticar más con otras zonas de la boca, pudiendo producir un mayor desgaste del resto de los dientes, sobrecarga, e incluso un desequilibrio del sistema masticatorio, que puede comprometer también la musculatura y la articulación.

Desplazamiento y separación de dientes. Los dientes adyacentes tenderán a ocupar el «hueco», sufriendo desplazamientos y separaciones. Esto suele permitir que se empaquete la comida entre ellos, facilitando la aparición de caries, así como inflamación y molestias en la encía. Al aumentar la acumulación de placa bacteriana y dificultarse la higiene bucal, al haber recovecos y zonas de difícil acceso, aumenta también el riesgo de sufrir enfermedad periodontal.

Hipersensibilidad y caries. El diente de la arcada contraria (el superior al «hueco») tendrá tendencia a sobreerupcionar, buscando un contacto que nunca encuentra. Al realizar este movimiento, las raíces suelen salirse del hueso y la encía, apareciendo hipersensibilidad y, nuevamente, un mayor riesgo de caries, pues se trata de una superficie más susceptible al ataque ácido de las bacterias.

Sobrecarga y movilidad. Los dientes desplazados y en mala posición toleran peor las fuerzas de masticación, se sobrecargan e incluso pueden llegar a sufrir movilidad, lo que acentúa todos los problemas antes descritos por la pérdida de un diente, perpetuándose una situación que siempre tendrá tendencia a empeorar.

Todas estas situaciones se presentan con elevada frecuencia. Si usted aprende a distinguirlas, podrá combatirlas sabiamente con ayuda de su médico.

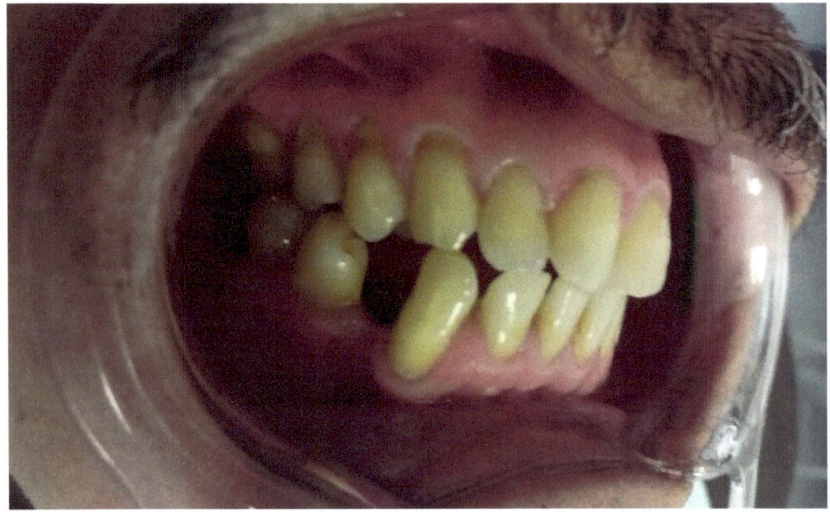

Paciente con pérdida dentaria. Ya comienzan a notarse los traumas.

III

Tratamientos odontológicos

Entonces, una vez que ya sabemos cuáles son estas enfermedades que podemos llegar a padecer, es tiempo de que aclaremos en qué consisten los tratamientos. Muchos pacientes escriben con frecuencia en las redes sociales a las páginas de los centros odontológicos en busca de información, y en ocasiones no comprenden totalmente lo que leen. Por esta razón, y para ayudarles un poco más a entender acerca de estas cuestiones, expondré de igual manera los tratamientos más realizados.

1. Restauraciones

Las restauraciones, conocidas por ustedes los pacientes como «calces» o «empastes», no son más que el procedimiento que realizamos luego de remover el tejido cariado, la limpieza de la cavidad o la sustitución de una restauración defectuosa. Posteriormente realizamos la restauración o el calce de esa pieza dental, que se rellena con un material semejante al tejido natural, y le damos forma anatómica, con el fin de que cumpla su función en la boca y sea a la vez estética.

Las restauraciones pueden ser pequeñas, medianas o grandes; de esto dependerá el tiempo de trabajo del doctor y también su costo.

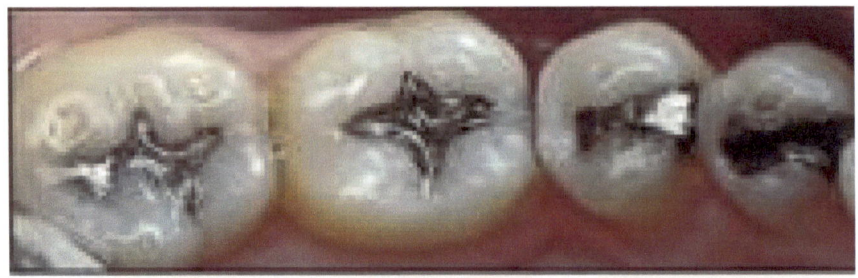
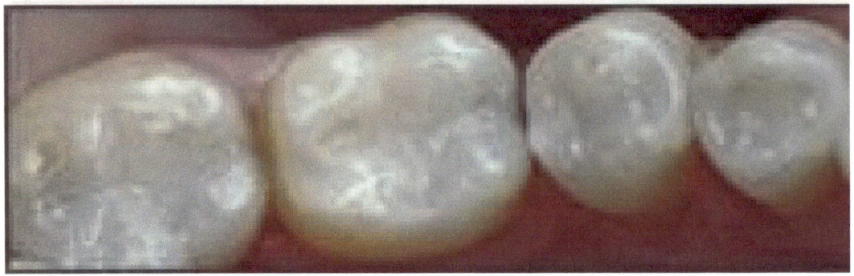

Restauraciones con resina (blanco) y amalgama (plata).

2. Profilaxis

Personalmente, no simpatizo mucho con esta denominación. Mi profesor de periodoncia de la Universidad de La Habana me dijo un día: «La profilaxis no es más que un conjunto de acciones que realizamos para prevenir una enfermedad». En nuestros días, en varios países, se entiende por profilaxis a la limpieza dental que es realizada con un cepillo especial y pastas dentales de uso clínico.

3. Tartrectomía

Quizás este nombre le suena raro o lo escucha por primera vez. La tartrectomía o el detartraje no es más que la eliminación del cálculo dental (sarro) que se aloja en las superficies dentales, causando la aparición de enfermedades de las encías, caries, mal olor y hasta problemas cardiacos. Este procedimiento lo podemos realizar con instrumentos manuales o sónicos, y únicamente podemos retirar esa placa calcificada en consulta. Una vez que está formada, el cepillo dental no puede hacer nada contra ella. Es un procedimiento totalmente indoloro, aunque el paciente puede experimentar cierta sensibilidad. La idea del tratamiento es dejar las superficies dentales totalmente limpias y pulidas, para que no sufran afectaciones producto de la liberación de ácidos nocivos que son transmitidos por esta placa.

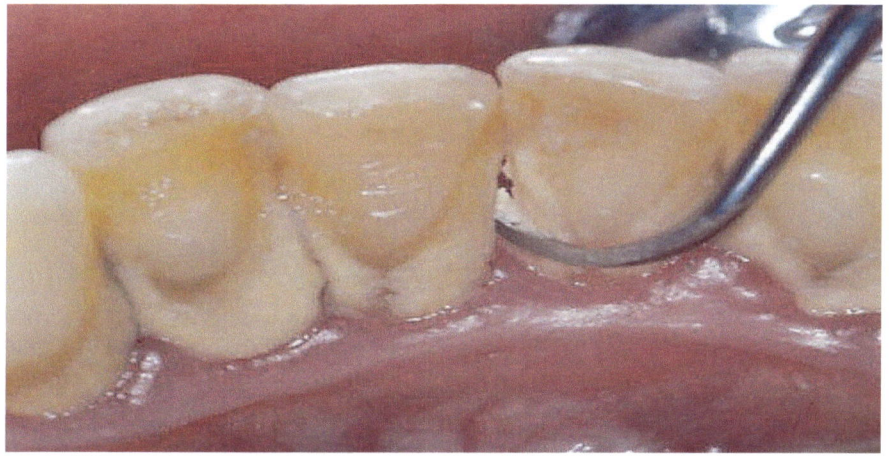

Obsérvese la presencia elevada de cálculos dentales.

4. Exodoncias

Más conocidas por ustedes como «extracción» o «sacada de muela». Es el procedimiento que realizamos para eliminar el diente enfermo de la boca o las muelas del juicio que cumplan con los requisitos para ser extraídas. Como he explicado anteriormente, hoy en día es cada vez menos frecuente que se practique este procedimiento, gracias al adelanto de la odontología.

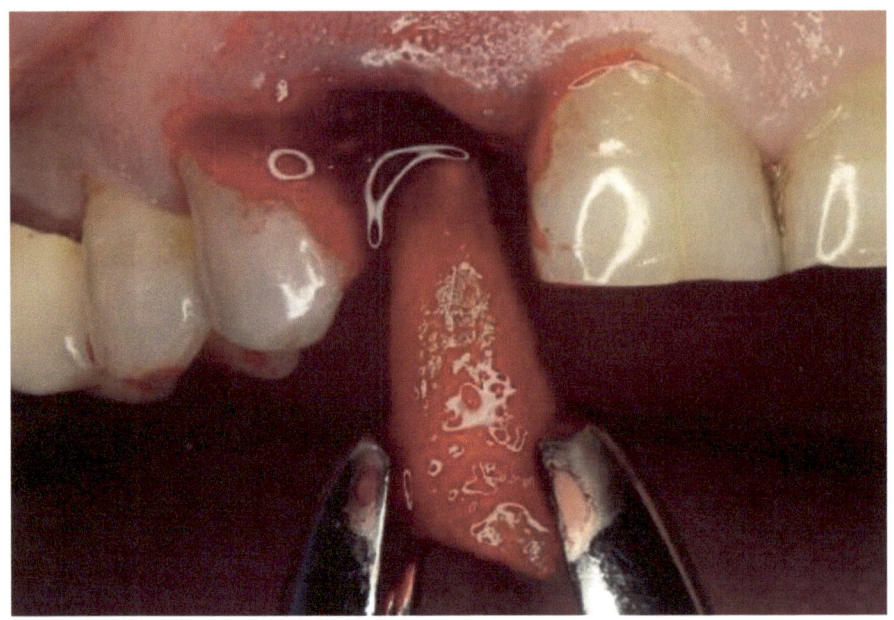
Extracción dentaria.

5. Toma de impresión y rehabilitación dental

La toma de impresión no es un tratamiento, sino que es un paso muy importante para la realización del mismo. Debido a que los pacientes preguntan con bastante frecuencia acerca de esto, lo incluyo dentro de los procedimientos más comunes.

La toma de impresión o impresiones es conocida por usted como toma de medidas. La realizamos, en efecto, para tomar las medidas de su boca y poder confeccionar una prótesis. La prótesis es lo que se llama comúnmente «placa» y se realiza, precisamente, para devolver los dientes que se han perdido por varias causas.

Podemos confeccionar diferentes tipos de prótesis, que irán diseñadas de acuerdo con las características y requerimientos de cada paciente. Tenemos las prótesis para reemplazar desde uno a todos los dientes. Estas pueden ser de acrílico o de metal, y las mismas son removidas por el paciente. De igual manera, podemos confeccionar prótesis que no pueden ser removidas. Estas las llamamos «fijas», están hechas de porcelana, y también las encontramos de varios tipos.

Cuando optamos por el uso de esta prótesis, entonces hacemos coronas que pueden sustituir uno o más dientes. Para su confección precisamos realizar algunos desgastes selectivos en las piezas dentales que elegimos, para sostener la prótesis y que quede ajustada. El procedimiento para la confección de las prótesis es muy tranquilo para el paciente.

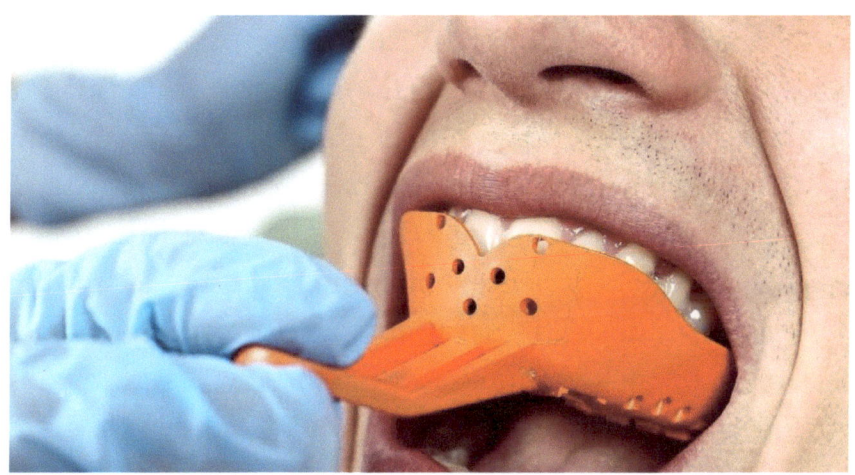

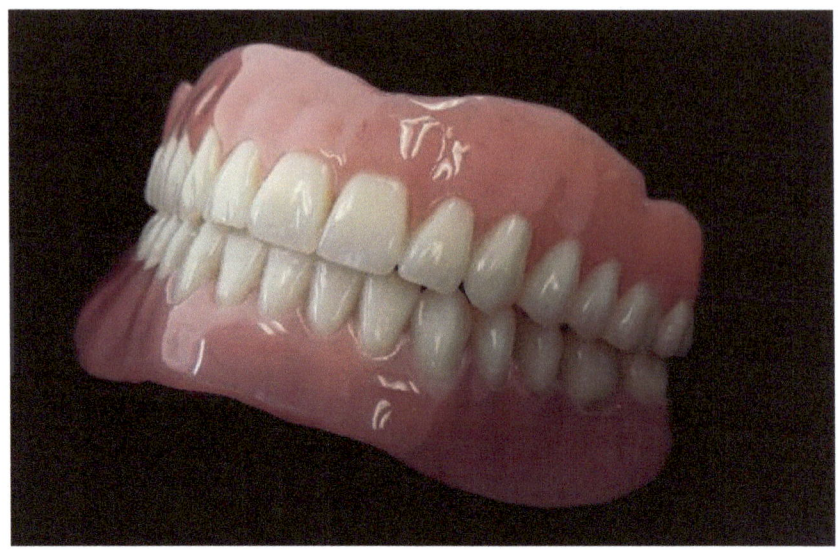
Prótesis total finalizada.

6. Diseño de sonrisa

Consiste en la planificación y planeación de una nueva sonrisa. Para esto nos ayudamos de la tecnología, con la utilización de *softwares* avanzados y de una sesión fotográfica. El tratamiento está diseñado para que el paciente que está inconforme con su sonrisa pueda tener otra, totalmente nueva y resplandeciente. Utilizamos carillas o coronas de porcelanas para sustituir o anteponer a los dientes naturales, y en ocasiones debemos también realizar cirugías, recortes de encías y tratamiento de ortodoncia. El tratamiento varía con cada paciente, así como el costo del mismo, pues no existe un valor fijo unitario. El procedimiento es, regularmente, muy tranquilo e indoloro, y los resultados son impresionantes.

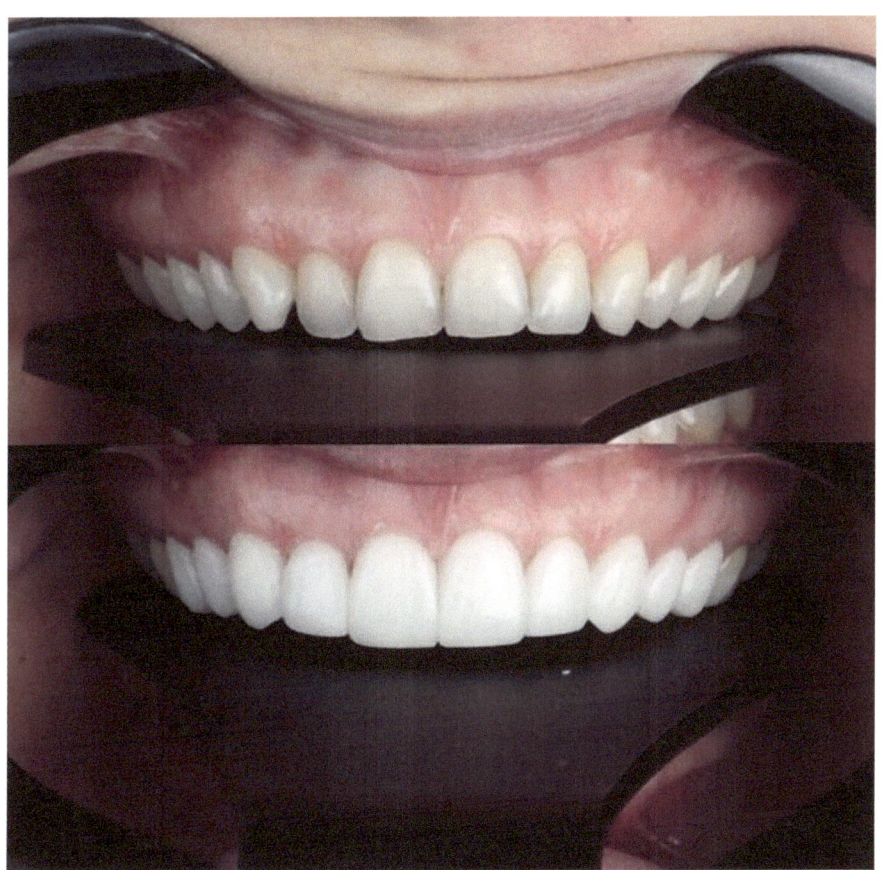

Excelente cambio en esta paciente.
Foto y tratamiento cortesía de la Dra. Laura Ochoa Pardoux.

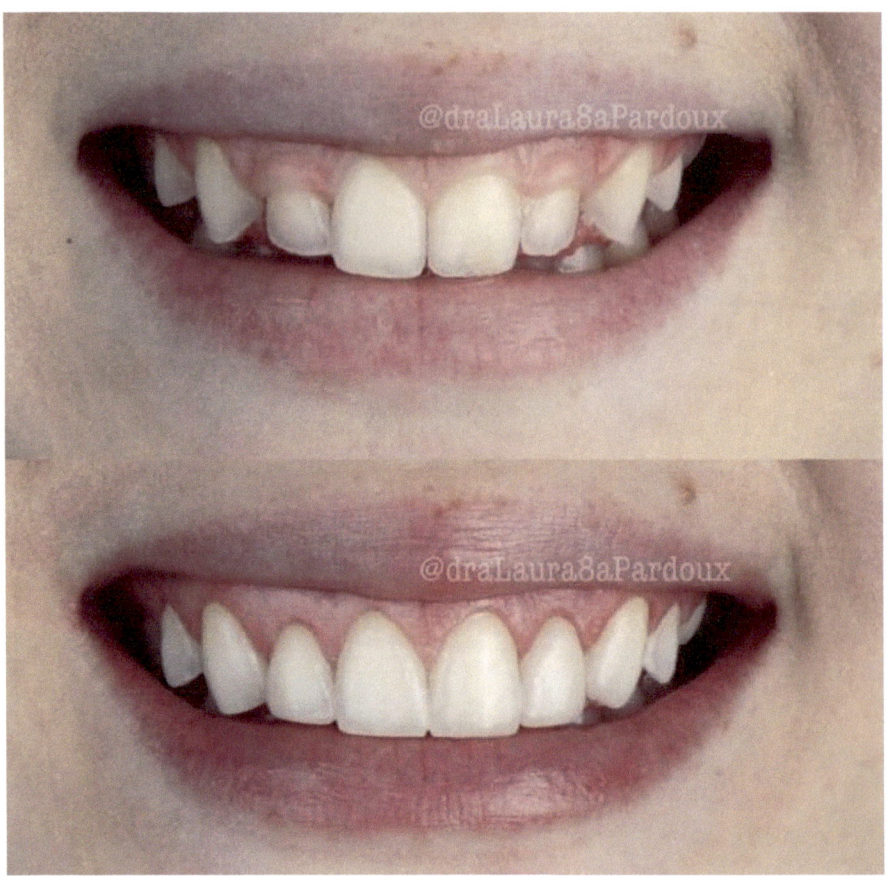

Otro cambio estético.
Imagen y tratamiento cortesía de Laura Ochoa Pardoux.

7. Gingivectomía y gingivoplastia

El corte y remodelado de la encía está indicado en pacientes que, al sonreír, muestran una gran porción de mucosa gingival (encía), afectándose la estética. Esto se conoce como sonrisa gingival. También se indica cuando hay presencia de inflamación en un área afectada por microorganismos y presencia de bolsas gingivales (tejido que se forma entre el diente y la encía), que afectan nuestra condición bucal. La gingivoplastia, en cambio, es un procedimiento que se realiza para devolver la forma y anatomía iniciales de esa encía traumatizada.

El tratamiento es indoloro, debido a que se realiza bajo anestesia local, y la recuperación del paciente es excelente. Los resultados son, de igual manera, muy satisfactorios.

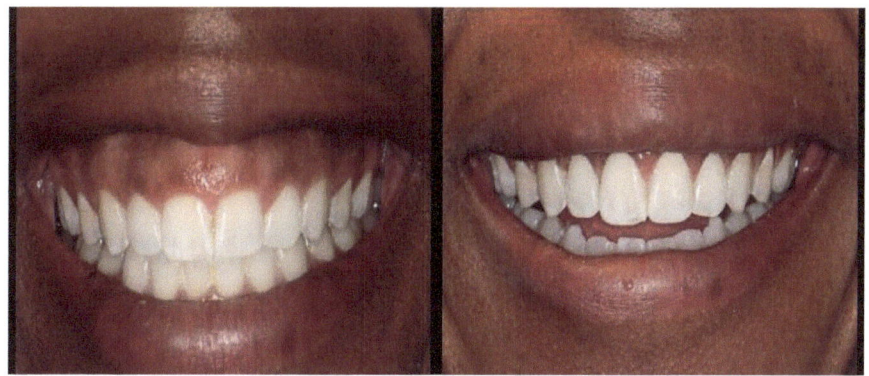

Obsérvese la mejoría estética tras el procedimiento.

8. Ulectomía

Algunos pacientes, en su mayoría niños, sufren en ocasiones problemas en el proceso de erupción de sus dientes y, con frecuencia, estos quedan atrapados por una gran masa de tejido que no permite que el diente salga. La ulectomía consiste en eliminar esa porción de tejido que está interponiéndose en el camino del órgano dental, con el objetivo de ayudarlo a que pueda salir a ocupar su lugar en el arco. Es un procedimiento rápido que se realiza con anestesia local, el niño no siente dolor en ningún momento y los resultados son excelentes. En una semana el diente ya aparece en la boca de nuestro paciente. Algunas veces hay que repetir el procedimiento, pero el resultado es exitoso.

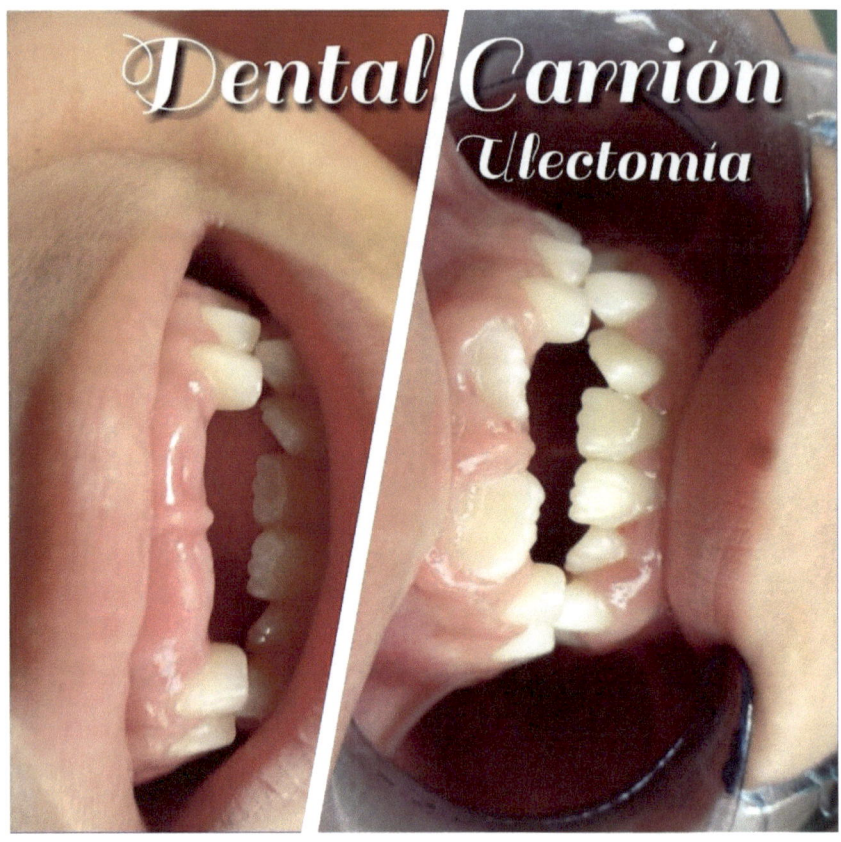

Tras dos años de preocupación por parte de los padres, los dientes de su hijo logran salir, luego del procedimiento realizado en nuestra consulta dental.

9. Aclaramiento dental

Conocido popularmente como blanqueamiento dental, este procedimiento tiene como objetivo devolver el color perdido a nuestros dientes. Las tinciones amarillentas que golpean a nuestros dientes pueden producirse por ingerir alimentos que manchen nuestras estructuras: beber café, gaseosas, té o vino; fumar; tener una mala higiene bucal, entre otros.

Este procedimiento es muy seguro cuando es realizado u orientado por el profesional. Existen dos formas para aclarar los dientes: podemos hacer el tratamiento en la consulta dental o podemos orientarlos a ustedes los pacientes para que realicen el procedimiento en casa. De cualquier manera, como le decía, el tratamiento es muy seguro y los resultados son excelentes.

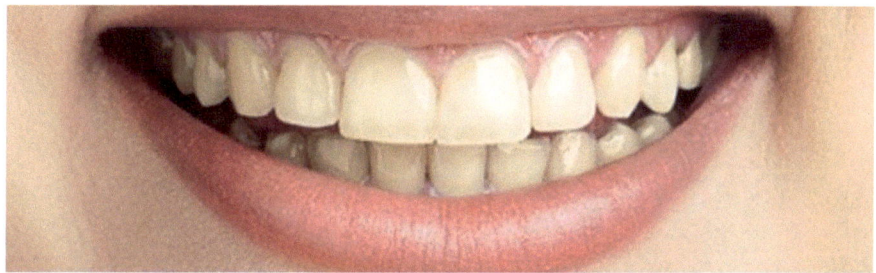

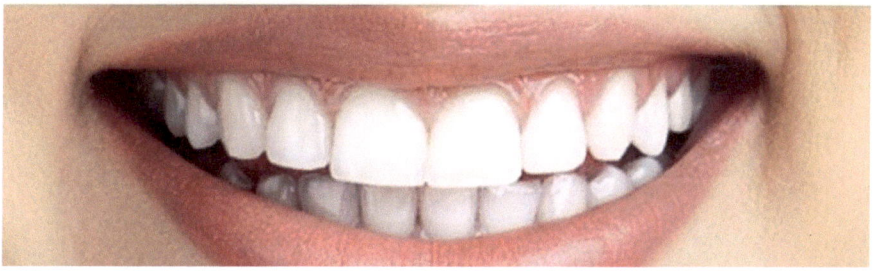

Observe cómo el color amarillo le da paso al blanco luego del tratamiento de aclaramiento dental.

10. Pulpotomía y pulpectomía

La pulpotomía es un tratamiento que se realiza preferiblemente en niños que poseen una lesión cariosa grande que afecta el diente, y su procedimiento consiste en eliminar el tejido pulpar afectado (nervio) para restaurar la pieza dental nuevamente. La pulpectomía, en cambio, consiste en eliminar no solo la pulpa de la corona sino también la existente en las raíces, para luego proceder a calzar o restaurar el diente. La diferencia en estos procedimientos consiste en que en el primer tratamiento eliminamos solamente el nervio presente en la corona dental, en comparación con el otro, donde eliminamos el nervio presente en todo el diente. Este proceso se realiza con anestesia local. El niño no sentirá dolor, pero sí mucho miedo, por lo que debemos tenerlo todo el tiempo calmado para que esté tranquilo.

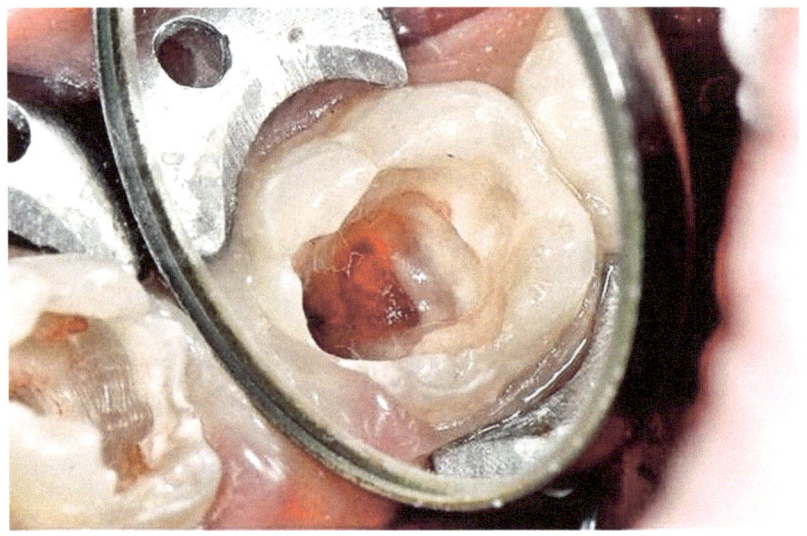

11. Ortopedia

La ortopedia consiste en tratar o corregir las malformaciones de origen dental y del esqueleto que están presentes en niños, mayormente entre 4 y 12 años, con el uso de aparatos removibles o fijos que pueden ser usados tanto dentro como fuera de la boca. Esto ayudará a colocar los dientes, músculos y huesos en posición, para garantizar el crecimiento adecuado del pequeño y una salud bucal correcta.

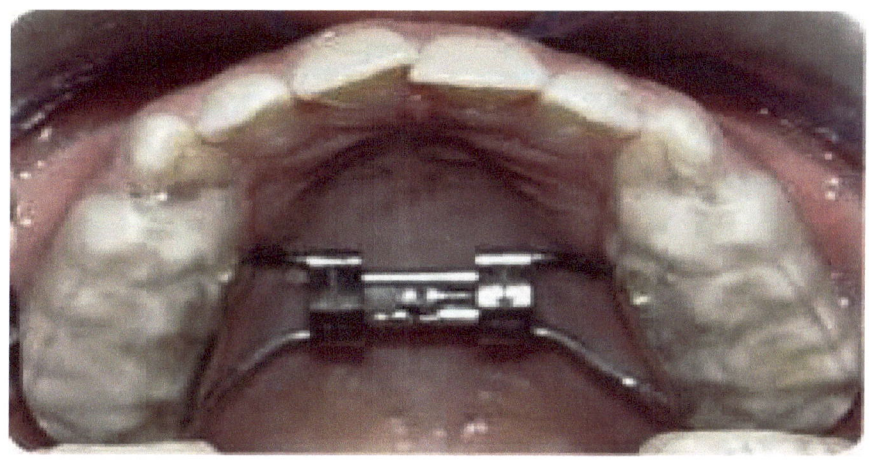

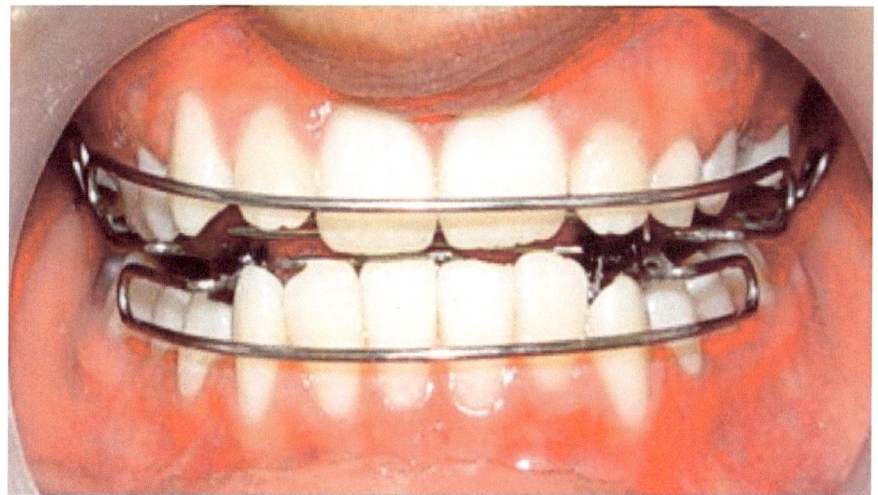

Diferentes aparatos usados en el tratamiento de ortopedia maxilar.

12. Acerca de los *brackets*

Moda o necesidad. Así titularía este tema si tuviera que exponerlo en una revista.

Sin duda, este tratamiento se ha convertido en el último grito de la moda en estos años. Cada día aumenta el número de chicos obsesionados por usar estos aparatos. La pregunta es: ¿qué le ven de bonitos? Son unos elementos metálicos o cerámicos, sin ningún tipo de belleza.

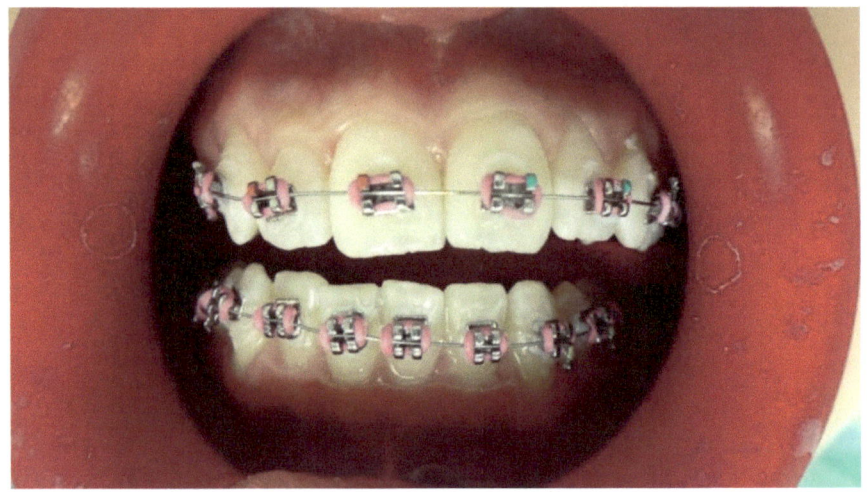

Paciente con ortodoncia de nuestra clínica dental.

Lo cierto es que actualmente, para poder encajar en la sociedad, en el colegio o en otros sitios, debes tener «los benditos aparatos» en la boca, como si fuese parte de una hermandad prestigiosa y antigua en la cual, si no posees determinado tatuaje o marca, no eres digno de pertenecer al círculo.

Me he encontrado a diario con las inquietudes de los pacientes demandando este servicio, y las preguntas que realizan son verdaderamente desconcertantes. Creo que no comprenden la responsabilidad que amerita este tratamiento.

La ortodoncia es la rama de la odontología que trata las anomalías de forma, posición y relación de las estructuras dentomaxilofaciales, con la finalidad de corregir dichas alteraciones mediante el uso de aparatologías que ejercen una fuerza determinada en las estructuras orofaciales.

Bajo ningún concepto se colocan estos aparatos como adorno o «para lucirlos», una frase que parece estar muy de moda en Esmeraldas, ciudad de Ecuador. Las consecuencias de someterse a este procedimiento, sin seguir un plan de tratamiento adecuado y sin la orientación de un especialista en dicha rama, pueden repercutir de manera negativa sobre el paciente.

Hoy en día, este tratamiento lo podemos encontrar a costos muy bajos, debido a la saturación existente en el mercado de odontólogos, los cuales compiten jornada tras jornada, con el objetivo de ganar en flujo de pacientes.

Le doy una **ALERTA**: asegúrese de que el profesional que los trate reúna, verdaderamente, todos los requisitos, para que su tratamiento sea adecuado. Existen varios pasos a seguir por todos los profesionales, los mismos que le indicarán a usted que se encuentra en el sitio correcto.

Lo primero será la confección de su ficha dental, realizando una profunda anamnesis y ejercicios de educación para la salud. Acá, el profesional podrá visualizar sus problemas de salud bucal y elegirá un plan de tratamiento, dependiendo de su caso.

Esto quiere decir que, si usted tiene caries, enfermedad gingival o algún otro problema de salud oral, debemos primero corregir todos esos males antes de pasar al tratamiento de ortodoncia.

Existen muchos pacientes con un elevado índice de caries dental, que solamente desean usar *brackets* para mostrárselos al mundo, pero no son conscientes de la gravedad del asunto. Se requiere tener un elevado nivel de higiene bucal y mucha disciplina durante este tratamiento.

Una vez que usted haya cumplido con su tratamiento de atención primaria, su especialista le indicará una serie de exámenes radiográficos para realizar un correcto diagnóstico y comenzar con el tratamiento de ortodoncia. Así que, si a usted no le exigieron estos exámenes, por favor, desconfíe de la persona que va a tratarle.

No prefiera un tratamiento barato por encima de uno costoso. Generalmente los profesionales que hacen las cosas bien, cobran bien, porque respetan su trabajo y ofrecen excelencia. He visto a muchos pacientes sufrir por causa de un mal tratamiento, luego de una mala elección de querer pagar poco por algo que realmente es costoso.

No todos los tratamientos son iguales, sino que se ejecutan dependiendo del caso, del paciente, del problema en cuestión. El especialista decidirá el *modus operandi*, y, por ende, dará un tiempo estimado de la duración del mismo. Esta es la respuesta a lo que preguntan muchos pacientes en relación con el tiempo que durará su tratamiento.

Sea responsable con sus consultas mensuales, para garantizar así la continuidad de su caso y la evolución del mismo.

No permita que su hijo se coloque estos *brackets* sin su consentimiento. Involúcrese en su tratamiento, en el caso de que se elija su uso. Muchos adolescentes que aún son mantenidos por los padres acuden diariamente para usar estos «codiciados aparatos» y son sus familiares los que pagan algo de lo que ni siquiera están enterados o no les han hecho partícipes. Al final del día, como ya mencioné, ustedes los padres pagan los gastos de sus hijos y están en la obligación de averiguar si el gasto está realmente justificado.

He recibido muchas preguntas con respecto al tema del tratamiento ortodóntico. Muchos padres quieren saber a qué edad puede su hijo comenzar con el tratamiento. Muchos de estos ya conocen los *brackets*, pero ignoran el tratamiento de ortopedia. Por eso, voy a explicarle brevemente en qué consiste.

La ortopedia es la rama de la odontología que trata las alteraciones de desarrollo y crecimiento de los maxilares en pacientes en crecimiento. El tratamiento se realiza mediante la colocación de aparatos removibles o fijos, cada uno con una función específica, dependiendo del caso, que es usado por un tiempo determinado.

El objetivo del tratamiento es frenar o estimular el crecimiento esquelético, así como corregir malos hábitos, con el fin de crear una armonía entre todos los músculos y huesos que componen el viscerocráneo. Tratar oportunamente al niño que sufre de ciertos desórdenes dentomaxilofaciales supone un verdadero avance en su pronóstico y resultado final.

13. Endodoncia

Conocida de mejor manera como tratamiento de conductos o de canal. *Y aquí nos vamos a alargar un poquito, porque es un tema de mucha importancia.* Este procedimiento se realiza con el objetivo de eliminar el nervio o corazón infectado o traumatizado, que reside en el interior del diente, mediante la preparación y desinfección del conducto presente en la raíz, para después ser rellenado por un material compatible con el mismo, el cual actuará como un nervio artificial. Este es el único tratamiento que nos puede salvar el diente, y por eso es tan importante. Es un procedimiento único, muy seguro y efectivo, el cual ha sido causa de temor, ganando injusta una mala fama.

Entonces, aquí le repito algo que he señalado desde el inicio: **no se saque sus dientes.** Lo primero que debería considerar siempre es si su pieza puede ser salvada con el tratamiento de conducto. **Cambie la mentalidad.**

Ni se imagina cuántos pacientes han venido a mi consulta para que les saque una muela solamente porque tienen dolor, o porque está cariada, o porque se rompió una porción de la misma. Ahora le pregunto: si usted va caminando por la calle, se tropieza, se cae y se golpea en una de sus manos, haciéndose un corte y varios rasguños, ¿usted va al médico para que le corten ese brazo o para que se lo curen? Creo que la respuesta es clara. Entonces, ¿por qué actuar de manera diferente con sus dientes? Creo que la gente no valora lo suficiente sus piezas dentales, no aprecian su boca del todo. Entienda lo vital que son para nosotros. Un diente menos es como tener un carro con una llanta menos, o que usted ponga a hervir agua en una olla que solo posea una agarradera: *podría quemarse cualquiera de estos días.*

Muchos pacientes no se realizan este procedimiento, y eligen la extracción dentaria, porque tiene un costo mayor. Creo que realmente el costo es poco para el beneficio que ofrece. Lo que sucede es que los pacientes suelen entrar al consultorio con pánico y no piensan con claridad.

Le voy a dar un ejemplo: supongamos que el tratamiento de conductos cuesta 200 dólares. Usted elige sacar su pieza en vez de conservarla. Adicional a los problemas que le traerá esto, de lo que ya hablamos anteriormente, luego viene meses después a consulta quejándose de su estado actual, y decide reponer el diente. Ahora tocaría hacer un tratamiento de rehabilitación bucal, una prótesis. Pero usted ya se dio cuenta de que la estética es muy importante y no desea una placa convencional, sino que elige una prótesis fija de porcelana muy bonita. Por suerte en su caso, contamos con un diente sano y fuerte que está al lado del diente perdido, para poder tomarlo como sostén para la confección de esa nueva prótesis. Entonces habría que confeccionar dos coronas de porcelana que le suman un valor de 400 o 500 dólares. Al final, termina gastando más dinero, perdió su diente natural y puso en peligro su condición bucal. Y ese es solo un ejemplo no tan costoso, porque si usted elige un implante para rehabilitar su boca, imagine cuánto más gastaría.

Entonces, por favor, ponga mucho cuidado en esta situación. No tema, elija con sabiduría. Recuerde que este procedimiento se realiza todo el tiempo bajo anestesia local y su boquita estará totalmente dormida, es decir, usted no sentirá absolutamente nada.

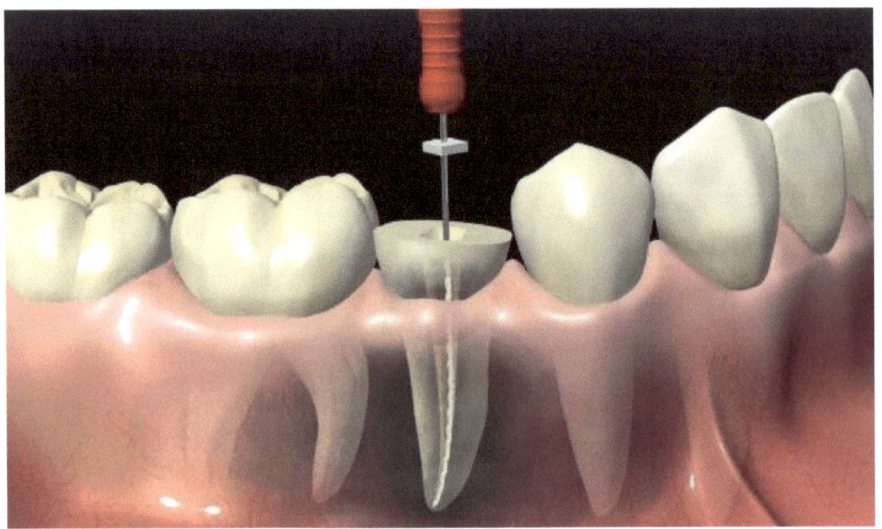

Imagen didáctica de un tratamiento de conductos.

14. Rehabilitación con perno y corona

Muchos de ustedes acuden a consulta indicando que tienen una de sus piezas fracturada y que desean la extracción, porque piensan que un caso así no tiene solución. Mi recomendación es que siempre acudan para que evalúen su situación, ya que algunas personas tienden a llamar por teléfono o escribir mensajes, y cuentan su problema por esas vías, que no son de mucha ayuda.

Para que me entienda muy bien: este procedimiento se realiza una vez terminado el tratamiento de conductos. El interior del mismo es preparado para poder introducir el perno o poste retentivo, sobre el que irá posteriormente una corona de metal-porcelana o porcelana pura, la cual tendrá excelentes características anatómicas, estéticas y funcionales.

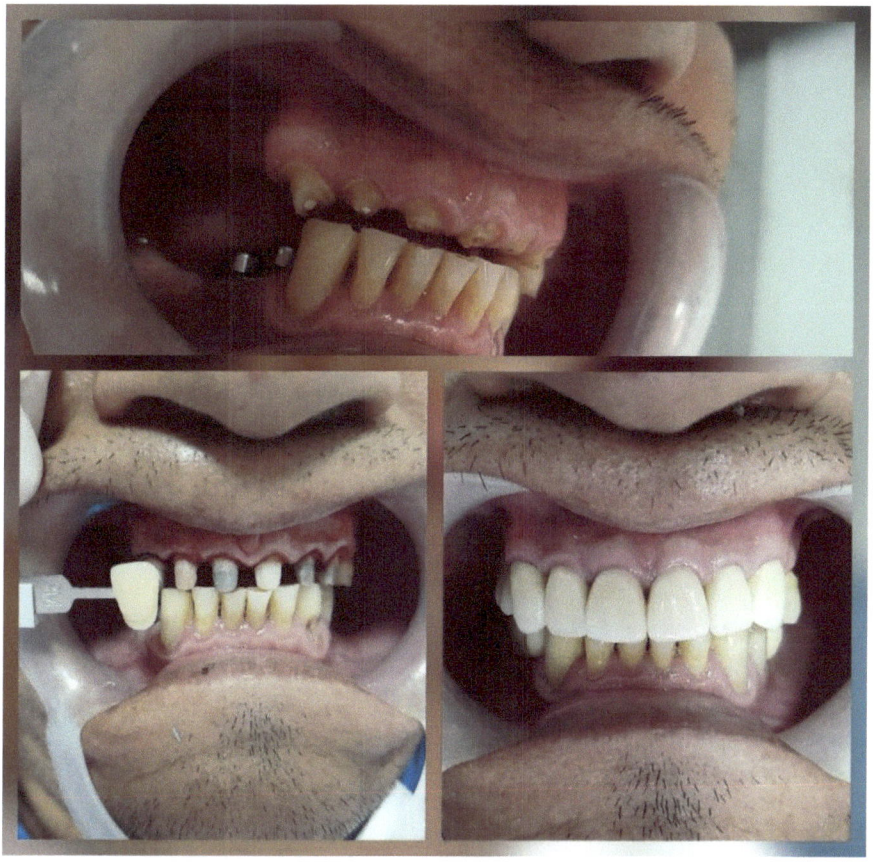

Observe a este paciente, que ya daba por perdidos sus dientes, y el estupendo resultado que tuvo al final. Foto y tratamiento, cortesía de la Dra. Gabriela Noguera.

15. Bichectomía

Este es un tratamiento estético que consiste en la eliminación de tejido adiposo presente en la zona de las mejillas (bolas de Bichat). En la actualidad se ha hecho muy popular y es muy codiciado, especialmente por modelos y artistas femeninas. Es un procedimiento seguro y no presenta complicaciones.

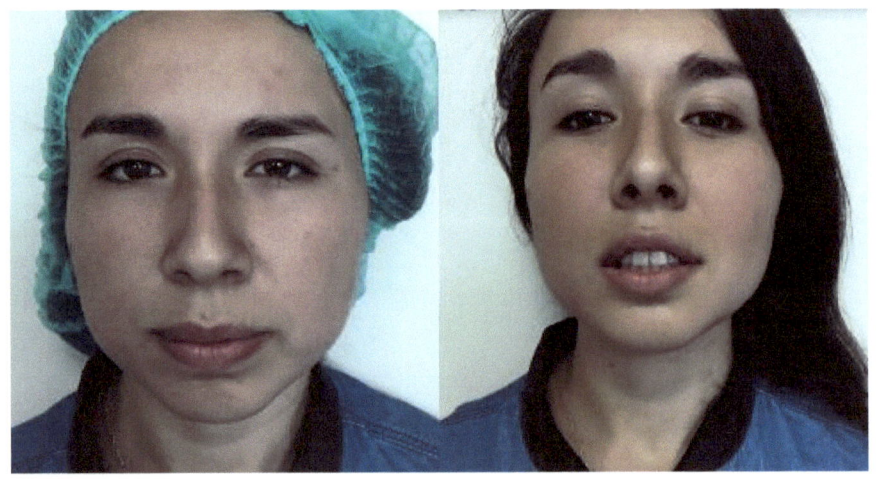

Observe cómo se afina el rostro de esta paciente tras el procedimiento.

16. Implantes

Cuando hemos perdido un diente definitivamente, lo ideal es colocar un implante para reemplazar esa pieza y de esta manera evitar la pérdida de hueso que se genera tras no existir la raíz del mismo. Este procedimiento consiste en perforar el hueso y colocar este implante dentro. Luego se espera a la cicatrización para poder realizar la rehabilitación con una corona de porcelana, y queda todo como nuevo.

Es un procedimiento seguro y se realiza todo el tiempo bajo anestesia local.

Existen infinidades de tratamientos odontológicos, pero considero que son estos los que con mayor frecuencia enfrentamos en consulta. Es muy importante que ustedes los pacientes estén totalmente informados, para que puedan enfrentar estos procedimientos sin miedo y su experiencia en el odontólogo sea placentera y no incómoda.

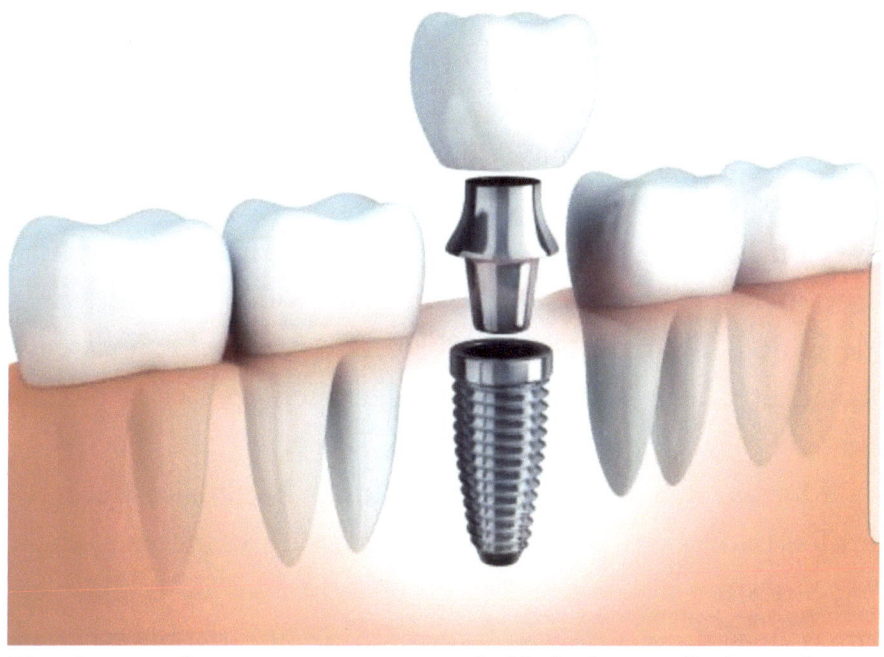

Esta imagen demuestra, con mayor claridad, el procedimiento de colocación de implantes.

IV

La nutrición y la odontología

Sabemos la importancia de mantener una adecuada alimentación, pero definitivamente esto no basta, porque seguimos fallando a la hora de inculcarles a nuestros hijos hábitos nutritivos benignos.

Y es que la nutrición comienza desde el proceso de lactancia materna. Este ejercicio, además de constituir un fuerte vínculo entre madre e hijo, constituye la solidificación de correctos hábitos y estilos de vida, indispensables en el crecimiento y desarrollo del infante.

Con la succión, el bebé, además de alimentarse de manera eficaz, ya que recibe de la madre todos los nutrientes adecuados, desarrolla su musculatura y prepara a su sistema orofacial en la inserción y el fortalecimiento de cada estructura.

Quizás, una de las preocupaciones habituales de ustedes los padres, en la etapa de lactancia, es la inconsistencia que muestran algunos bebés en el momento de realizar las tomas de seno. Es muy importante que nuestro bebé se encuentre en un ambiente adecuado, para poder llevar a cabo este acto vital que es la lactancia materna.

Evite todas las distracciones posibles, como la televisión, o la presencia de miembros de la familia, que puedan llamar la atención del pequeño en ese momento. Recuerde que, durante ese breve período de tiempo, usted y su hijo necesitan estar totalmente conectados el uno con el otro, para que se ejecuten correctamente todas las funciones que se manifiestan mediante el vínculo mamá-bebé.

La nutrición está directamente relacionada, también, con el correcto cepillado. Póngase a pensar cuando a usted le duele una muela. No desea ni comer, no puede, porque se siente fatal. Lo mismo ocurre con los pequeños. Será imposible nutrirlos si se encuentran adoloridos. Así que asegúrese de que se encuentre, siempre, bucalmente sano.

Ahora bien, prestemos mucha atención a este tema… No soy nutricionista, pero considero que, en algunas ocasiones, con una buena anamnesis y un poco de sentido común, se pueden lograr resultados positivos.

Un día escucho a la madre de uno de mis pacientes quejarse porque su hijo de 7 años está muy delgado y no come. En esa ocasión no me pronuncié al respecto. Luego, algunas semanas posteriores, acuden ambos padres con el niño. En esta oportunidad, la queja viene de parte del papá, que dice que el niño no come, que está delgado, que lo han llevado a varios nutricionistas pero no mejora.

Comencé a preguntarles acerca de lo que ingería el pequeño en casa, pero no tuve la respuesta que deseaba, ya que le daban de comer solo golosinas, chucherías, y no comida real. Pregunté, además, cuál era el motivo que tenían para hacer eso. Los padres se miraron entre ellos desconcertados.

Encontré que el motivo era la debilidad: los padres hacían lo que el niño quería. El resultado de eso es un chico indisciplinado y mal alimentado.

Traté de sonar lo más respetuoso que podía, ya que sé bien que a algunos padres no se les puede llamar la atención con respecto a la educación de sus hijos. Entonces les dije: «Van a disculparme, pero me parece que los que deciden qué debe hacerse en casa son ustedes. Su hijo no puede, bajo ninguna circunstancia, hacer o deshacer sin su consentimiento, y menos si estamos hablando de algo que puede perjudicar su desarrollo y, por ende, su salud».

Al final no fui muy suave, sino sincero. No sabía de qué otra manera decirlo, ya que era un tema muy importante. Estaba en juego la salud de un paciente, de un niño, especialmente.

Los padres me dieron la razón. Resulta que los hermanos del pequeño ya les habían refutado a sus tutores acerca de esto y habían manifestado su desacuerdo. Ellos apelaban todo el tiempo a que no le hicieran caso al hermano menor y le dieran el alimento que debía ingerir.

Así que imagínese esa situación. Un niño que no come sus comidas del día porque se mantiene lleno con solo golosinas y chucherías. Comienza usted a preocuparse por su salud, lo lleva a un especialista en nutrición, pero nada cambia. Lo obliga a comer, pero no quiere. Posteriormente el niño llora porque tiene hambre, y como usted y su cónyuge son unos padres estupendos, le dan de comer lo primero que él elija. Lamentablemente esto se vuelve un hábito, y la situación que pudo haber sido controlada se volvió un verdadero dolor de cabeza.

¿Quiénes son los culpables? ¿Los hermanos mayores?,

¿el niño en cuestión?, ¿el nutricionista? No. Son mamá y papá.

Así que yo continué con mi recomendación mientras los padres me observaban con decisión: «Paren de darle de comer las cosas que el niño les pide y pónganle su plato de comida a la mesa. Él se va a resistir la primera vez, va a llorar, va a armar un revuelo. Déjenlo. Si no come, retiran el plato de la mesa. No le van a dar nada más. Intenten luego en el próximo horario de comida. Repitan el procedimiento. En el caso de que el pequeño siga sin probar bocado, no se preocupen. Deben mantenerse firmes, la fortaleza de ustedes será puesta a prueba por él.

»Les aseguro que la próxima vez que repitan el proceso, el niño comerá. El ser humano debe comer obligatoriamente, es una cuestión natural. ¿Quién aguanta tanto tiempo sin hacerlo? Nadie.

»No lo olviden: cabeza fría. Es mejor un día de sufrimiento que toda una vida llena de malos hábitos y tener un hijo enfermo o desnutrido. Obviamente es duro hacer eso. Soy padre y lo sé, pero es preferible realizar esa actividad cuando aún tenemos tiempo para revertir el daño. Y repito, es duro tener que hacer eso. Pero lo prefiero porque sé que es mejor un día o dos de sufrimiento que toda una vida de desbalance nutricional y aparición de enfermedades».

Está de más decir que, en el caso de esta familia, a la siguiente semana vinieron a la consulta muy contentos. El niño ya comía. El tratamiento de carácter y disciplina había funcionado a la perfección. Los padres se sentían muy contentos y el pequeño se veía más feliz.

Cosas similares, como este tema de la alimentación, están pasando en nuestros días, en los cuales, con más frecuencia, son los niños quienes manejan a su antojo a los padres, y estos, a veces por falta de tiempo, o porque tiran la toalla demasiado rápido, cayendo en el juego de estas increíbles criaturas, fracasan en su tarea de ayudar.

Este mundo está cambiando muy rápido y las jornadas pasan de prisa. Es necesario que cambiemos ciertas cosas que se están afectándonos debido a la tecnología. Por ejemplo, disfrutar del tiempo a la mesa en familia, sin estorbos, sin el ruido del teléfono sonando.

Dense tiempo para saborear los alimentos, mastiquen despacio. Según un reciente estudio de la Universidad de Iowa (EE. UU.), debemos masticar 40 veces cada alimento. Esto favorece la absorción de nutrientes; además, la masticación constituye un fantástico masaje para nuestras encías y establece una base para formar unos dientes saludables.

Elegir adecuadamente los alimentos a ingerir es una tarea que deben anotar para cumplirla a la perfección. Asegúrese de optar por los productos más sanos y beneficiosos para usted y sus pequeños.

Si acude a un mercado a comprar, notará que la mayoría de los productos traen etiquetas en las que se nos especifican las características que contiene cada uno de ellos. Nadie le obliga a elegir, así que decídase siempre por el menos dañino. La buena alimentación es la clave para una vida larga y placentera, más aún sabiendo que la dieta guarda una estrecha relación con la acumulación de placa bacteriana y con la creación de flujo salival de cada paciente.

Colgate, un referente a nivel mundial, en uno de sus artículos explica:

Una dieta pobre puede conducir a enfermedades periodontales y caries dentales. Alimentos ricos en carbohidratos, azúcares y almidones contribuyen en gran medida a la producción de ácidos de la placa que atacan el esmalte dental. Eventualmente, estos ácidos pueden causar que el esmalte dental se rompa, formando caries.

Si usted ingiere alimentos altos en azúcar o calorías, intente comerlos durante las comidas (desayuno, almuerzo o cena), en lugar de entre comidas (como las meriendas o snacks), y evite que los alimentos se peguen a los dientes, ya que estos pueden producir más placa. La producción de saliva aumenta durante las comidas, lo cual puede ayudar a enjuagar alimentos y ácidos de la boca.

Los alimentos que contienen azúcares de cualquier tipo pueden contribuir a la caries. Casi todos los alimentos, incluyendo la leche y las verduras, contienen algún tipo de azúcar. Sin embargo, estos alimentos son una parte necesaria de una dieta saludable, ya que muchos de ellos también contienen nutrientes importantes. Para ayudar a controlar la cantidad de azúcar que consume, lea las etiquetas de los alimentos y elija los productos y bebidas que son bajas en azúcares añadidos. Los azúcares agregados a menudo están presentes en refrescos, dulces, galletas y pasteles.

Mi abuela decía que la alimentación era la clave. Pero no solo ella lo decía; también los chinos, los indios, mucha gente. En efecto, tienen razón. Cuide su alimentación y estará cuidando su vida.

V

Los adultos y su miedo al odontólogo

Pero resulta que no solo los niños temen al dentista. Pero bueno, eso ya usted lo sabía. Seguramente hasta sonrió levemente mientras leía. Quizás pensó que este libro sería solo una guía que sirve para ayudar a los padres a que ayuden a sus hijos. Pero no. Este libro es para todos, sobre todo para los más miedosos.

La verdadera pregunta es, ¿por qué temen tanto?

En una encuesta realizada a 400 trabajadores de la empresa pública EP FLOPEC de Ecuador, la mayoría mencionó como factores de temor:

- Miedo al sonido de la turbina.
- Miedo a que le duela el procedimiento.
- Miedo a lo desconocido.
- Experiencias traumáticas previas.
- Vergüenza a que vean sus dientes.

Esos miedos residen en las malas costumbres que poseemos. Generalmente, el ser humano teme a lo desconocido. Teme a comenzar un nuevo trabajo, una nueva relación, un proyecto diferente, etc. Si usted es una persona que nunca ha acudido al odontólogo, pues obviamente sentirá pavor.

Por eso, la importancia de adoptar estilos de vida adecuados desde pequeña edad. Y soy consciente de que lo he repetido durante todo el libro, porque es mi deseo que lo grabe en su cabeza.

¿Se ha dado cuenta de que los niños sufren menos ante el cambio que los adultos? Son más plásticos, o sea, poseen la capacidad para adaptarse al medio, de una mejor manera, que nosotros los adultos.

De seguro en este instante usted está indagando en sus recuerdos si sus padres lo llevaron cuando pequeño al dentista. Si lo hizo, trate de recordar cómo fue esa experiencia. ¿Sintió dolor? ¿Fueron delicados con usted? ¿O simplemente no le llevaron y usted acabó perdiendo piezas dentales que ahora extraña y necesita, piezas que no saldrán nuevamente y que usted añoraría volver a tener? Ya conoce esa imagen que se refleja en el espejo y que no le contenta, porque no le transmite serenidad y confort, y mucho menos belleza.

Tristemente, así ocurren los hechos. El descuido, el miedo o la ignorancia nos acosan y terminamos dejándoles ganar. No permita que eso ocurra con sus hijos.

Excusas para no asistir al odontólogo

Una de las excusas que suele ponerse el paciente a sí mismo para no acudir al consultorio es la falta de tiempo. Muy ocupados en la oficina, los niños les quitan demasiado tiempo, tuvieron que salir urgente de viaje, se tomaron unas vacaciones, había mucho tráfico, llovía ese día. Estas y muchas otras son las excusas que suelen ponerse para no asistir al odontólogo.

A algunos aún les cuesta entender que la salud tiene prioridad ante lo demás y que, por muy ocupados que puedan estar, la visita al odontólogo debe aparecer en sus planes. Es como si las personas separaran la boca del resto del cuerpo y no le otorgaran importancia a la primera.

Una consulta odontológica puede salvar su vida, porque se puede diagnosticar una lesión maligna, una enfermedad como la leucemia, o puede alertar sobre posibles afecciones que pueda sufrir. Para ponerle un ejemplo: un día acude una paciente de 39 años de edad a su consulta dental. Durante la confección de su ficha dental, procedemos a medir sus signos vitales. La presión arterial nos arroja un valor alto, así que repetimos el procedimiento, y volvemos a obtener un valor igual al tomado en un inicio. Citamos durante cinco días a nuestra paciente a consulta para continuar evaluando sus valores de presión arterial, y los mismos continuaban elevados. Procedemos a remitirla a consulta con el cardiólogo, quien diagnosticó hipertensión.

Nuestra paciente no tenía idea de que era hipertensa. Sus padres no eran hipertensos, pero nuestra evaluación le permitió diagnosticar a tiempo su afección. Este tan solo es un ejemplo de muchas de las patologías que encontramos en consulta y que afectan a nuestros pacientes. Podemos diagnosticarlas a tiempo y antes que otro personal médico.

Por eso es tan importante la educación para la salud, porque va ligada con la prevención. Usted se mantiene pendiente de su estado de salud general y, gracias a eso, se mantiene sano.

Otra de las excusas o razones que saben brindarnos los pacientes se basa en el factor económico. Incluso en la mayoría de las ocasiones la falta de capital no es un problema, pero siempre lo ponen de pretexto para no asistir a la consulta.

Pero, si así fuera, la pregunta es: ¿cuánto gastamos en cosas innecesarias? ¿Cuánto derrochamos en objetos, prendas u otros artefactos que no nos son imprescindibles? ¿Será que estamos ordenando de manera adecuada todas nuestras prioridades?

La respuesta es NO.

De hacerlo, sabríamos que es más importante curar las caries de nuestros hijos que gastar en un PlayStation®. Sabríamos que es más importante rehabilitar nuestra boca que irnos de viaje.

Le insisto: es una cuestión de prioridades.

Responda con franqueza y dígame qué cree que sus hijos, una vez tengan pensamiento propio y firme, le agradecerán más. ¿El PlayStation o tener una dentadura sana, sin presencia de lesiones que pueden llegar a generar dolores terribles y la pérdida de piezas dentales?

Creo que la respuesta es obvia.

Es lo que hubiera elegido usted de joven de haber podido. Lo que sucede es que sus padres o no tenían la educación para la salud necesaria para asistir con frecuencia al odontólogo o tenían demasiado temor. Esto último también va ligado con la educación para la salud. ¿Cuántos quisieran volver a tener sus piezas dentales en la boca? Sonreír sin miedo, hablar sin perjuicios, libremente, naturalmente.

Por esto, piense bien qué eligen para sus hijos. Recuerde que ellos, a veces, no pueden decidir. Si no son encaminados correctamente por ustedes los padres, ¿entonces quién lo hará?

Ahora, supongamos que sí, que efectivamente andamos escasos de recursos, ganamos bien poco y no podemos permitirnos el gasto del odontólogo. Lo primero que quiero que entienda usted es que el odontólogo no es caro, pero el descuido sí lo es. No es lo mismo que usted acuda a la consulta cada 4 o 5 meses y le detecten una caries, a que usted vaya cada 3 años o más. Claramente, mientras mayor sea su descuido, mayor será el problema y mayores los costos.

Ahora, volviendo al tema de que usted realmente no puede costear el tratamiento dental, hoy en día son varias las modalidades de pago que tenemos a nuestro alcance para poder cancelar nuestros gastos por servicios médicos, por lo que se vuelve más viable que usted pueda hacerlo.

Tal vez su familia conste de cinco miembros; por ejemplo, usted, su cónyuge y tres hijos. Acudan juntos al odontólogo y realicen el chequeo todos. De ese modo sabrán qué problemas presentan, se les dará un plan de tratamiento y podrán entonces elegir al miembro de la familia que más problemas tenga en ese momento, para que sea ese quien reciba el tratamiento.

Esto facilitará las cosas para ustedes. El miembro más perjudicado podrá ser atendido con más prontitud y los demás aguardarán su momento. Como punto a favor tendrán que ya conocerán sus dolencias y su educación para la salud será muchísimo más elevada.

Es hora de que vean la odontología como la ciencia médica que es y no como un saco de piedras pesadas que cuesta trabajo cargar. La armonía de su día comienza con una amplia y saludable sonrisa. Amen sus dientes, protéjanlos. Esa obra es más de ustedes como pacientes que nuestra como doctores.

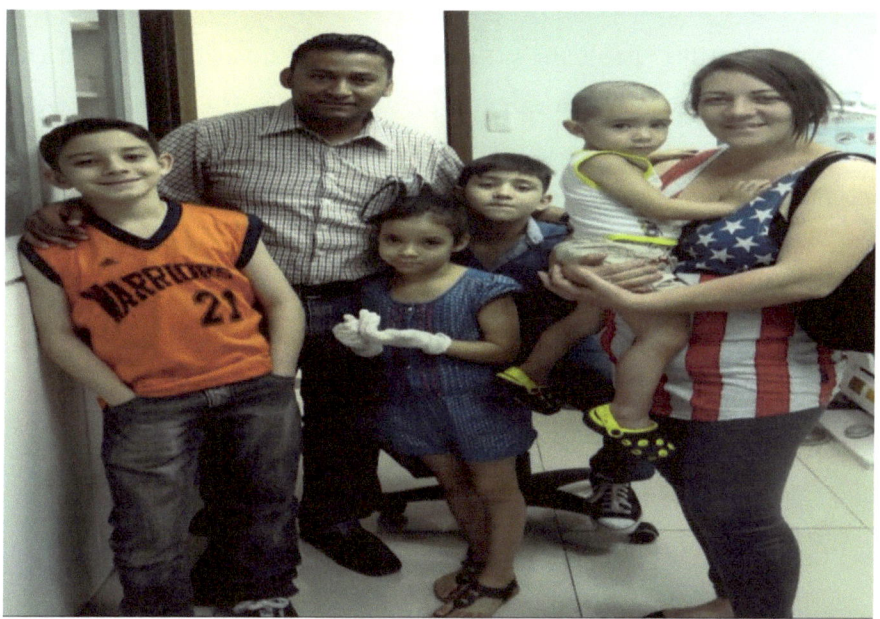

Creo que esta es una de las fotos más bonitas que he tomado. Mire esa hermosa familia. Juntos visitaron nuestra consulta dental y trataron sus dientes. Sin dudas, son un ejemplo a seguir.

La vergüenza

Pues sí. Esta también es una de las excusas que suele poner el paciente para justificar su ausencia al odontólogo, sobre todo las mujeres. Quizás sea algo que realmente les afecte y no les permita dar el paso adelante, pero existe. Hace poco acudió a mi consulta una madre de familia con sus hijos. La verdad es que me pareció una madre ejemplar.

Su objetivo era que evaluaran a sus pequeños para ver cómo se encontraban. Ninguno tenía dolor ni molestias, y eso me produjo una gran alegría, ya que la mayoría de las veces acuden por una de las razones anteriores.

Sin embargo, la madre no había acudido en mucho tiempo a su revisión y cuando pregunté la razón, me confesó que por vergüenza.

No permita que esta emoción le afecte tanto. Debemos deshacernos de esos miedos y complejos. Supongamos que su boca sea un total desastre, y que el médico que le examina sea un completo patán y se burle de usted, algo que estoy totalmente convencido nunca pasará.

¿Prefiere un minuto de vergüenza o una vida entera con presencia de enfermedades y sintiéndose horrorizado consigo mismo? Creo que es fácil responder a eso.

No lo posponga. Se lo pido de favor. Créame, se sentirá muy bien tras la primera consulta.

VI

Mundo estético

Mire a su alrededor por unos instantes. Observe la televisión, las redes sociales, los periódicos. Fíjese en la gente que sobresale y es noticia. Los artistas a quienes suelen seguir sus hijos, los músicos, los futbolistas, las estrellas de cine y personas exitosas. Todos ellos marcan cada vez más la diferencia en el mundo y son tendencia.

¿Sabe por qué?

Mírelos.

Nos transmiten seguridad, confianza, nos inspiran.

Y es claro… Nadie sería fanático de una persona a la cual le faltaran los dientes o tuviera mal olor en su boca. A pesar de que lo citado anteriormente es tendencia, y efectivamente lo tomamos de referencia viendo a todas las celebridades. Imagine que usted es una persona común y corriente, que no anda postulándose para un reinado o no sale en la TV. ¿Cómo le gustaría que fueran sus dientes? ¿Parejos, blancos y limpios, o desalineados, amarillos y sucios?

Fácil de responder, imagino.

Y es que una sonrisa puede cambiarlo todo. Nuestro cerebro está diseñado para tener empatía con las personas que nos sonríen, ya que este simple gesto, además de generarnos confianza, puede reconfortar el alma. A nadie le gustaría que una persona seria le atendiera en una embajada, en una tienda o en el médico. Sonreír es tan nuestro como seres humanos que uno de los primeros gestos que tenemos cuando somos bebés es, precisamente, el sonreír.

Nuestra sonrisa puede salvarnos de problemas, resolver malentendidos, negociar un trato, hacer que salgamos victoriosos en una entrevista de trabajo, reconciliarnos con nuestros amigos y familiares, alegrar el corazón de nuestros hijos y nuestra pareja; y algo muy importante: levantarse cada día mostrando una amplia y reluciente sonrisa puede hacer que nuestra jornada sea mucho más exitosa y placentera. Es por esta razón que siempre encontrará en libros o artículos de autoayuda el consejo de sonreír con frecuencia.

En nuestros días, las personas tienden, cada vez más, a sonreír muchísimo menos. La gente se encuentra sumergida en tantas cosas agobiantes que se olvidan de hacer este gesto tan maravilloso. Un gesto que nada cuesta dar y gracias al cual se recibe mucho al hacerlo.

Resulta que en una ciudad había dos compañías de autobuses, las cuales tenían un recorrido a nivel nacional, es decir, viajaban hacia otras ciudades. La primera era una línea de autobús muy bonita, asientos acogedores, aire acondicionado bien potente, TV, internet y muchos otros beneficios. La otra línea de autobuses no era tan fina: sus asientos eran igual de cómodos, pero no había internet, el aire no era tan potente y, en relación con la línea anterior, la primera poseía mejores beneficios.

Sin embargo, algo acontecía: la segunda línea vendía muchos más boletos que su competencia y el precio era el mismo para ambas.

Resulta que el vendedor de boletos de la línea más lujosa era una persona fría y seca, y rara vez sonreía; mientras que el vendedor de la otra línea era muy alegre, carismático y feliz, y siempre mostraba sus dientes. Las personas encontraban más fiable la segunda línea, ya que eso era lo que inspiraba su vendedor, y por ese motivo las ventas eran mucho más altas con relación a las de su competencia. Y es obvio. Basta con nuestros propios problemas, no necesitamos una cara antipática a nuestro alrededor. Por el contrario.

Ese es tan solo un ejemplo de lo que podemos lograr cuando sonreímos.

Muchas personas se están privando de eso en la actualidad. Se tapan la boca cuando hacen algún chiste, para que nadie pueda apreciar aquello por lo que se encuentran inconformes cada vez que se ven al espejo; sin embargo, no se esfuerzan por modificarlo. Incontables individuos se alejan del odontólogo por miedo o por pereza, y se pierden esta oportunidad de sonreír sin miedo.

No lo siga postergando. Ande, cuide sus dientes, acuda a un profesional de confianza para que los trate. No se preocupe tanto por cosas innecesarias y dele un poco más de valor a las que son realmente imprescindibles. Su sonrisa es una de esas cosas, y nadie debería estar privado de poder sonreír con placer.

Hoy estamos más expuestos a aparecer frente a una cámara sin ser artistas. Las redes sociales han avanzado enormemente y nos es imposible escaparnos de etiquetados indeseables. Pero… ¿por eso debemos mantener nuestra sonrisa hermosa?

No…

Debemos hacerlo por salud, primeramente, por nuestro bienestar psicológico y después por estética.

Por eso es que nos encontramos en un mundo estético. Las personas han olvidado que lo primero y más importante debería ser la salud, luego la función y, por último, la estética.

En la actualidad, esa pirámide está invertida. La gente le presta más importancia a la estética, luego a la función y, por último, a la salud.

Les voy a poner el ejemplo. Una persona X se encuentra con dolor de muelas desde hace dos días. Tiene noches sin dormir bien, una alimentación interrumpida y, aun así, esta persona decide postergar su visita al odontólogo, esperando a que milagrosamente el dolor pase.

La misma persona, comiendo cangrejos, se fractura una pequeña porción de uno de sus dientes delanteros, pero resulta que en la noche tiene la boda de su primo. Esta persona ahí sí va corriendo al odontólogo y le suplica que le atienda.

Entonces observen cómo a veces le damos menos importancia a lo realmente importante; y, lógicamente, la salud es lo más importante.

Pero ahí aparece nuevamente la interrogante: ¿a quién le gustaría tener los dientes negros o destruidos? Pareciera que a ninguna persona. Sin embargo, cada día observo en la calle a mucha gente con estas características. Algunos que se quejan de por qué no consiguen un trabajo, o de por qué no encuentran al amor de su vida. Imaginen por un minuto a su pareja actual sin dientes, con mal olor en su boca. ¿Les produce algún cambio? ¿Lo verían igual?

¿Sabe cuánto tiempo pasa una mujer frente al espejo maquillándose? ¿Y sabe cuánto dedica a usar hilo dental? La respuesta es: mucho tiempo a lo primero y casi nada a lo segundo. Todas esas horas en la peluquería realmente no valen la pena si al salir de la misma luce el cabello perfecto pero tiene la sonrisa en mal estado. Porque realmente no podemos hablar de belleza si nuestra sonrisa no es armónica, sana y bonita.

¿Se ha percatado de cuánto cambia el rostro de una persona cuando está seria y de repente sonríe? ¿Le ha pasado que ven a alguien por primera vez, está demasiado serio y comenzamos automáticamente a pensar que esta persona va a ser desagradable, odiosa o ruda? La sonrisa en nuestro rostro nos da, indiscutiblemente, esa cosita extra, esa elegancia, esa luz en nuestro semblante. De igual manera, elegimos a esa persona que pueda ofrecernos una sonrisa en todo momento. ¿Cuántos de nosotros no hemos dicho «cómo me hace reír tal persona» o «me voy a casa de fulano porque siempre me saca una sonrisa cuando estoy deprimido»?

Y, como le comentaba anteriormente, hasta en temas laborales el contar con una linda sonrisa será un punto a su favor. En muchas empresas, el gerente de talento humano, cuando hace entrevistas, se fija en los dientes porque estima que, si se posee una dentadura ideal, se es un ser más inteligente, exitoso y confiable.

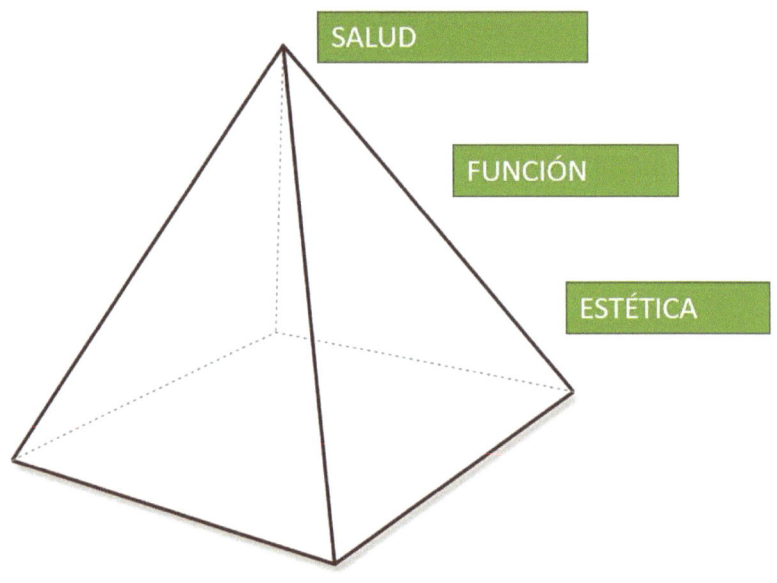

Imagen de cómo debería estar la pirámide.

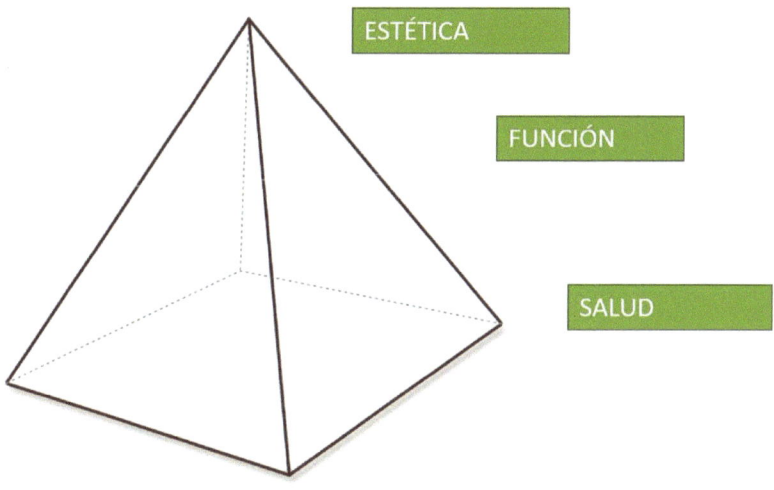

Imagen de la pirámide en nuestros días.

VII

Mitos dentales

Varios son los mitos o falsas creencias que las personas tienen acerca de la odontología, y que con el paso de los años toman fuerza y ya están instaurados en la cultura familiar y social de nuestros habitantes. Cabe resaltar que estas desorientadas denominaciones influyen de manera negativa en nuestra comunidad, creando malos entendidos y confusiones. Entre ellas tenemos:

1. Las caries de los dientes de leche no afectan a los definitivos.

Muchos padres llevan a la consulta a sus hijos, que presentan caries en los dientes de leche. El primer pensamiento de los papás es sacar la pieza o dejarla así hasta que el diente permanente salga. Usan una expresión como esta: «pero doctor, ese diente lo muda».

Si bien es cierto que tienen razón cuando dicen que lo mudan, se equivocan en lo demás. Las lesiones cariosas presentes en los dientes temporales pueden afectar igualmente a los dientes definitivos. Así que, padres, no se equivoquen, por favor. Si su hijo tiene caries, lo más prudente sería llevarlo a su odontólogo para que pueda curar sus lesiones.

2. El embarazo ocasiona pérdida dental.

Imagino que ha escuchado esa falsa creencia de que, durante el embarazo, el bebé roba todo el calcio que posee la madre. Incluso algunas dicen: «Una muela perdida por cada embarazo». Lo cierto es que, durante el período de gestación, los cambios hormonales por los que atraviesa la mujer, sumados al descuido en su higiene bucal, provocan la aparición de placa bacteriana con más frecuencia y, por ende, inflamación en las encías y presencia de caries. A muchas mujeres incluso les causa náuseas cepillarse adecuadamente y se descuidan en demasía.

3. El bicarbonato y el cloro sirven para blanquear los dientes.

Muchas personas siguen este remedio casero y usan este producto para volver más blancos sus dientes. En realidad, el bicarbonato de sodio actúa como un abrasivo, el cual puede causar un severo desgaste en las piezas dentales, generando hipersensibilidad. Los aclaramientos dentales seguros y eficaces deben realizarse en una clínica dental, o ser prescritos por un especialista para su uso casero.

Ocurre lo mismo con el cloro. Esto me llamó la atención, ya que leí sobre un caso de una paciente que lo había utilizado y no dudé en mencionarlo acá para usted. Esa persona sufrió daños irreparables en sus estructuras bucales. CUIDADO, PELIGRO.

4. Los empastes negros son malos.

Muchos pacientes han acudido atemorizados a la consulta dental porque han escuchado que las restauraciones (calces) de amalgama son peligrosas y pueden comprometer la salud. Pues le cuento algo: llevan en el mercado más de 100 años y no tienen contraindicaciones para su uso. La Asociación Dental Americana también lo considera un material de uso permitido y que trae muy buenos resultados. Año tras año se realizan cada vez más estudios científicos para indagar un poco más acerca de este material, y las pruebas de su seguridad son contundentes.

5. Los cepillos duros limpian mejor que los blandos.

La mayoría de las personas tienen la falsa creencia de que un cepillo de cerdas duras es mejor para su higiene dental. Pero le comento que están equivocados. Los cepillos de cerdas duras se han convertido en un arma de mucho peligro para nuestras estructuras blandas y dientes, que, en conjunto con una mala técnica de cepillado por parte de nuestros pacientes, generan un daño brutal. Es por esta razón que los cepillos de cerdas suaves son los más recomendados para que usted pueda gozar de una higiene dental adecuada al cepillar, de manera exitosa, tanto las piezas dentales como los tejidos blandos que los rodean.

6. Las limpiezas dentales dañan los dientes.

Muchos consideran que una limpieza dental es dañina. Por este motivo, algunos usan esto de escudo para no acudir a la consulta odontológica. Las limpiezas dentales son muy seguras y lo que hacen es quitar todos los depósitos de placa bacteriana, las manchas y la suciedad que se aloja en nuestros dientes.

7. Los aclaramientos dentales dañan los dientes.

El aclaramiento dental es un procedimiento que debe ser realizado por un especialista del área. Este procedimiento es muy seguro y no genera traumas en los dientes cuando es realizado correctamente por el profesional.

8. Mi hijo tiene bichos, porque aprieta los dientes.

Confieso que esto sí que me ha causado mucha gracia. El bruxismo o acto de apretar los dientes es un hábito que generalmente se comienza a realizar por estrés, características de personalidad, patrón alimenticio, entre otros factores. Ninguno de estos tiene que ver con la presencia de parásitos.

9. Los palillos dentales son mejores para sacar la comida.

Esto es falso. Los palillos no están diseñados para cumplir con esta función. Lo más recomendable para eliminar los restos de alimentos que se atascan entre nuestros dientes es el uso del hilo dental.

10. No se puede usar *brackets* si eres adulto.

Falso también. Es cierto que existe una mejor respuesta en edad juvenil y que, claro está, debemos considerar algunos factores, como el estado de los huesos maxilares y la condición bucal existente, pero la edad no es impedimento para que usted pueda realizar su tratamiento de ortodoncia de manera eficaz y lucir una linda sonrisa.

11. ¿Para qué ir al dentista si no tengo dolor?

La ausencia de dolor no quiere decir que todo se encuentre en orden. Muchas lesiones y procesos avanzan de manera silenciosa sin generar molestias. En ocasiones, cuando esto ocurre, ya estamos en presencia de un problema mayor.

12. La salud dental no tiene nada que ver con la salud general.

Las personas aún no son conscientes de la increíble relación que guardan nuestros dientes con el resto del organismo. Tan solo observe en dónde se encuentran nuestros dientes. En el área de la cabeza, ¿cierto?, descrita por muchos como la computadora de nuestro cuerpo. Nuestros dientes están conectados por un sistema nervioso central y periférico que se enlaza con varias estructuras de maneras impensables, así que mucho cuidado. Los dientes no son piedras en nuestra boca, tienen vital importancia.

13. La endodoncia da cáncer.

Es una pena que una compañía tan exitosa como Netflix® haya publicado semejante blasfemia. Una lástima en realidad, porque me encanta su plataforma y su contenido. El video muestra una relación excelente entre nuestros dientes y el resto del organismo, pero lo demás es falso.

Como expliqué anteriormente, la endodoncia es la rama de la odontología que trata las enfermedades de la pulpa dental y los tejidos perirradiculares. Es el único procedimiento que salva el diente de la extracción. Desde el inicio del video mencionado se comenzó de manera incorrecta, ya que dicen que el procedimiento se basa en perforar el diente y extraer la raíz.

Realmente insólito, aún me cuesta trabajo creer que haya sido obra de Netflix.

El diente no se perfora. Al contrario, el especialista en endodoncia usa técnicas y sigue protocolos para que esto jamás llegue a ocurrir. De hecho, ante accidentes o procedimientos mal realizados por odontólogos con poca experiencia, realizamos las debidas reparaciones de dichas perforaciones.

La raíz no se extrae. Lo que se extrae son los nervios presentes en ese sistema de conductos radiculares. Por amor de Dios, si realizamos la extracción de la raíz, ¿cómo vamos a hacer endodoncia? Es imposible, puesto que el nervio reside dentro del conducto RADICULAR, o sea, dentro de la raíz. La necesitamos para proceder; de lo contrario, no nos sirve.

Además de los mitos, existen ciertas costumbres que las personas realizan con mucha frecuencia, y me gustaría mencionar uno en particular que las personas hacen bastante: abrir botellas de cerveza con los dientes. Les comenté que el esmalte de nuestros dientes es el tejido más duro del organismo. Sí. Pero no es tan duro como para utilizarlo indiscriminadamente abriendo botellas de cerveza, o algún otro envase o recipiente. Nuestros dientes son para masticar los alimentos.

¡Ah, doctor! Que a mí me gusta morder a mi esposo en ocasiones. Bueno… Pero no me abran botellas con los dientes. ¿Está bien?

VIII

Tu salud dental óptima

A modo de resumen, voy a exponer factores de vital importancia que le garantizarán a usted el poder gozar de una salud dental óptima.

Recuerden que debemos acudir a nuestro odontólogo con frecuencia, ya que este podrá monitorear nuestro estado de salud bucal y educarnos. La técnica correcta de cepillado debe realizarse desde la encía al diente en forma de barrido, utilizando un cepillo dental de cerdas suaves, para garantizar que nuestra higiene sea eficiente y nuestros tejidos blandos no se vean comprometidos. Debemos dedicarles a nuestras piezas dentales al menos tres minutos de correcto cepillado, sin prisas y con serenidad.

Recuerden que la crema dental se lleva al cepillo en seco, no mojándolo. Las cerdas dentales están fabricadas y pensadas para que realicen su movimiento de barrido con tan solo nuestro flujo salival, que es suficiente para ejecutar el cepillado.

Debemos cepillarnos diariamente, al menos tres veces al día, y el cepillado del horario de la noche es el más importante de todos, específicamente el realizado antes de ir a dormir. Recuerde que debemos complementar nuestra higiene bucal haciendo enjuagues bucales dos veces al día (mañana y noche), eligiendo preferiblemente un colutorio libre de alcohol, y además debemos usar el hilo dental al menos todas las noches. Durante la ejecución de la higiene nocturna, recomiendo no enjuagar con agua tras el cepillado ni usar enjuague bucal, sino que se asegure de que retira correctamente de su boca todo resto de crema dental o colutorio, seque su boca y vaya a la cama sin remover con agua todo el contenido que suele sacar normalmente. Esto le proveerá mayor protección durante sus horas de sueño.

Evite los hábitos como la mordedura de uñas, labios u objetos. Manténgase pendiente de si usted o su hijo respiran con normalidad por la nariz o lo hacen por la boca, de si aprietan los dientes en las noches o si tienen algún otro hábito.

El bruxismo es un hábito que se hace de manera consciente o inconsciente. Las personas aprietan sus estructuras dentales, friccionando los dientes de la arcada superior con los de la inferior, lo cual genera desgastes en sus piezas, alteraciones en los músculos de la cara y daños en la articulación temporomandibular. La principal causa es el estrés, aunque existen otros factores asociados.

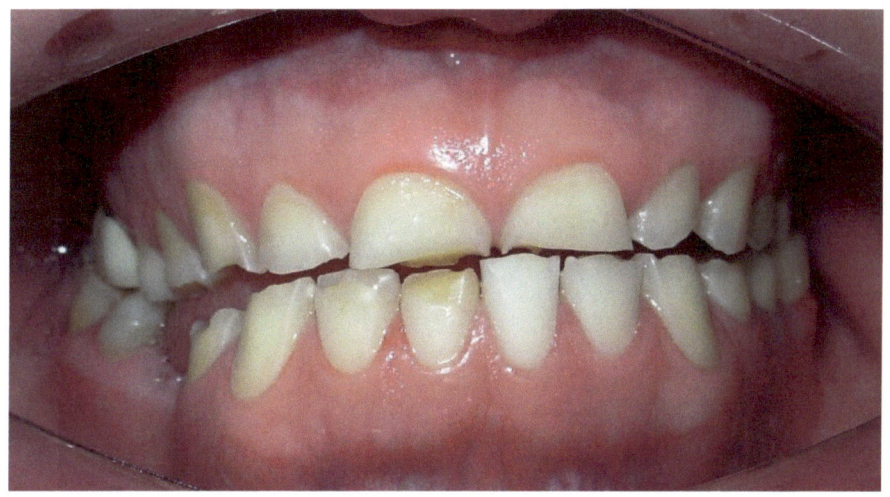

Observe acá el desgaste excesivo que se produjo este paciente al morder sus propios dientes.

Mucho ojo con la alimentación, ya que es un factor de suma importancia para el cuidado de nuestra salud dental y general. Despréndase de los alimentos con exceso de azúcar y grasa, evite las gaseosas, coma sano.

Recuerde inculcar, desde temprana edad, hábitos y estilos de vida adecuados a su familia, para que se mantengan sanos y cerca del odontólogo. No crea en falsos mitos, siempre pida el consejo profesional, acuda al odontólogo con frecuencia y realice al menos dos veces al año el autoexamen del cáncer bucal.

Usted puede gozar de la salud bucal que tanto sueña. De usted depende.

Tuve el excelente honor de tener como profesor al doctor Julio César Santana Garay, quien nos dejó a todos sus estudiantes un inmenso legado. Este excelente profesional e investigador cubano creó el primer programa de detección de cáncer bucal en nuestra región, programa que ha ayudado a miles de personas. Por tal motivo, quiero compartir con ustedes esta valiosa información:

Autoexamen del cáncer bucal

Usted puede hacer este procedimiento, de manera sencilla. Tan solo precisa contar con un espejo y un lugar donde haya buena iluminación.

¿Por qué debe hacerse este examen?

✓ El autoexamen es una práctica recomendada por instituciones internacionales por ser un método fácil, útil, económico y apropiado para detectar cualquier alteración bucal, incluyendo el cáncer.

✓ Porque el 70 % de los casos de cáncer de boca pueden ser curados siempre y cuando la enfermedad sea detectada en estadíos tempranos de su desarrollo.

✓ Con el autoexamen, usted aprenderá a conocer las estructuras normales de su boca y estará capacitado para descubrir cualquier anomalía futura que pudiera aparecer.

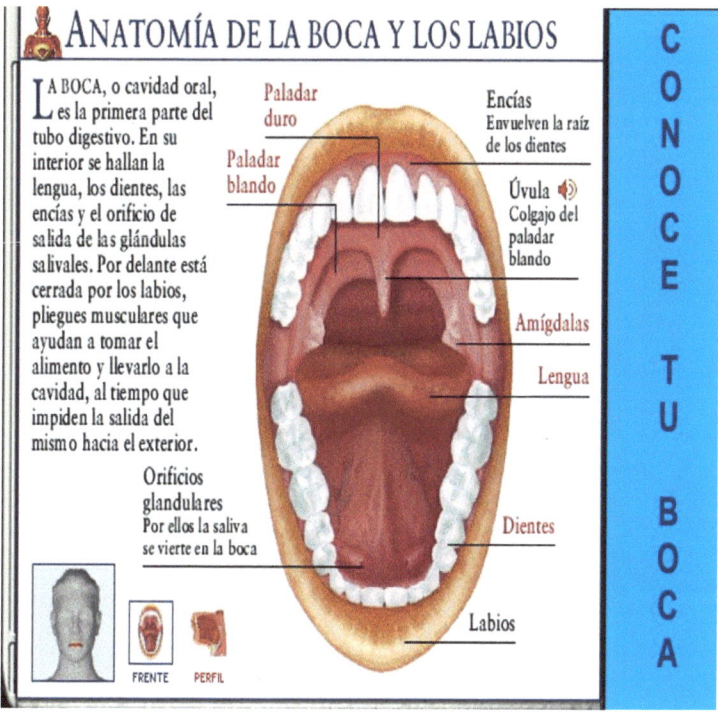

Entre los factores de riesgo que inciden en la aparición del cáncer bucal, tenemos:
1. Cualquier forma de hábito de tabaco.
2. Ingestión de bebidas alcohólicas.
3. Boca sucia y descuidada.
4. Irritación crónica.
5. Deficiencias nutricionales.

Realice esta evaluación una vez al mes para que se convierta en una rutina para usted. Puede elegir el momento posterior al cepillado para hacerlo. Este autoexamen consta de tres evaluaciones importantes:

1. Evaluación de la cara.
2. Evaluación de la boca.
3. Evaluación del cuello.

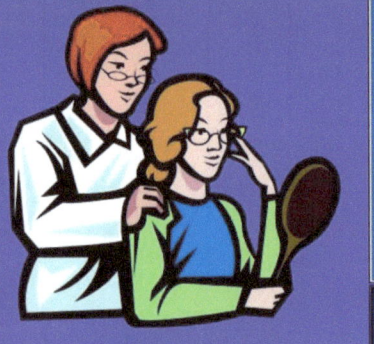

1. ¿CÓMO PRACTICAR EL AUTO-EXAMEN DE LA CARA?

Sitúate frente a un espejo con una buena iluminación y observa tu cara. Con las manos, palpa todas las regiones de la misma. Aprende a distinguir la consistencia de cada una. Mira cada lado para detectar diferencias, alteraciones de tamaño o forma, bultos, durezas, manchas, asperezas

¿Existe alguna alteración en la cara, modificación en la piel, o en los lunares?

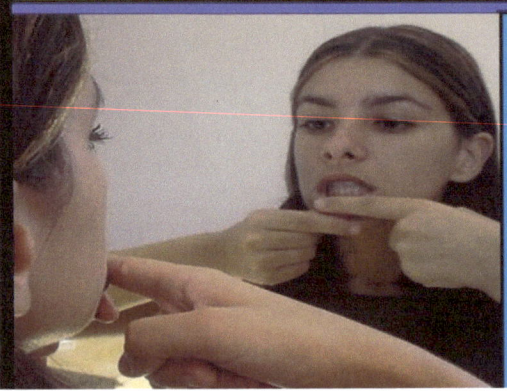

2. ¿CÓMO PRACTICAR EL AUTO-EXAMEN DE LA BOCA?

Lava tus manos y sitúate de nuevo frente al espejo. Ahora examinarás tu boca. Para esto debes mirar y tocar cuidadosamente cada región siguiendo siempre el mismo orden.

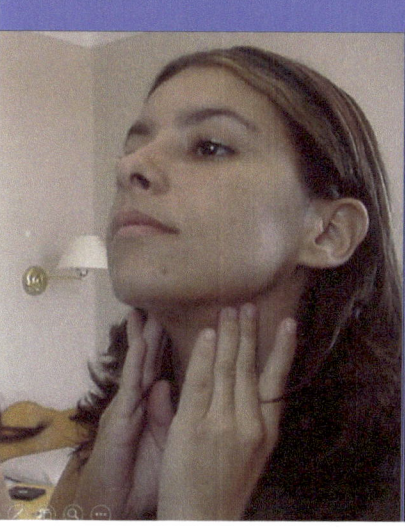

Para realizar el examen de la boca, recomiendo seguir esta secuencia:

1. Labios
2. Carrillos
3. Paladar
4. Lengua
5. Piso de la boca

EXAMEN DE LOS LABIOS

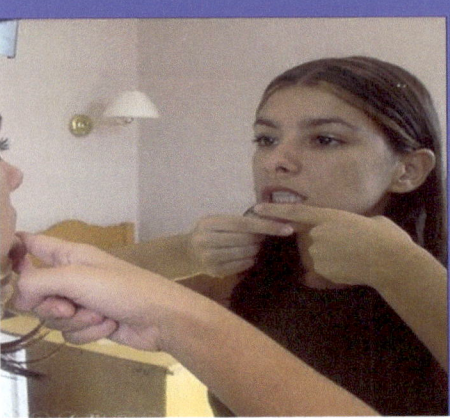

Los labios se examinan desde la piel hasta la parte húmeda, pasando por el área que se pinta, de una comisura labial a otra. En ellos encontrarás los frenillos labiales y, mediante la palpación, pequeños bultos, que son las glándulas salivales accesorias

EXAMEN DE LOS CARRILLOS

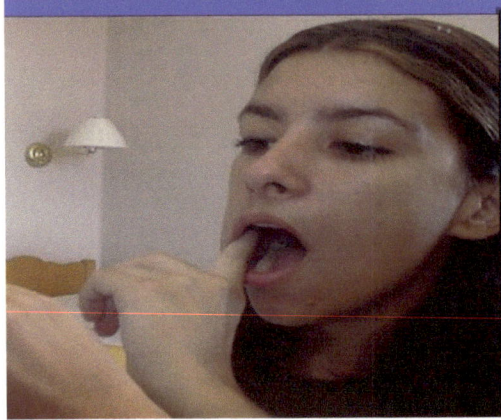

Se comienza por el lado derecho, desde la comisura hasta la zona más posterior, y del surco superior al inferior. Allí normalmente se encuentra la salida del conducto de la glándula parótida

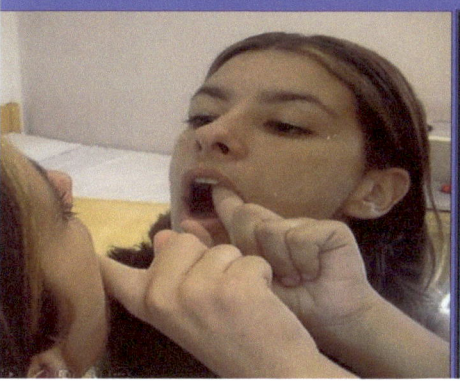

EXAMEN DEL PALADAR

Es también llamado cielo de la boca. En su parte anterior encontramos las rugosidades palatinas. En la línea media de algunas personas, hay una formaciones duras, llamadas torus palatinos. Más atrás hay un área más acolchonada, rica en glándulas salivales accesorias.

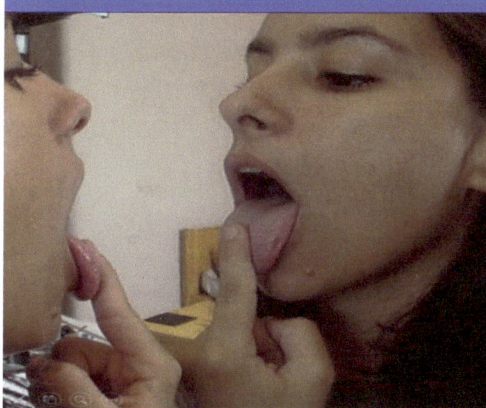

EXAMEN DE LA LENGUA

Muévela en todos los sentidos y examina cuidadosamente todas sus partes:
. Dorso (en esta región encontramos las papilas)
. Bordes
. Cara ventral
. Vértice o punta
Aprovecha y mira tu garganta, y pon atención en las amígdalas y la úvula o campanilla.

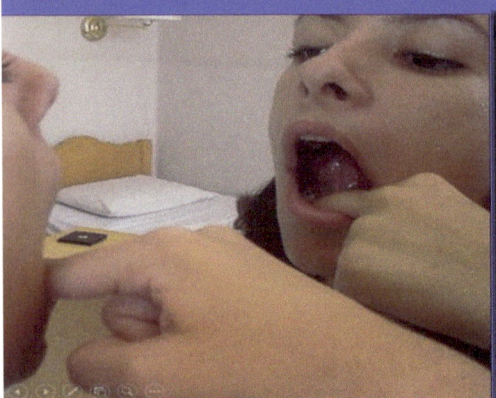

Los dientes y las encías se irán examinando junto con la región vecina que corresponda.

Signos de ALARMA

- ➢ Abultamientos.
- ➢ Úlceras.
- ➢ Manchas oscuras, blancas o rojas.
- ➢ Lesión que sangra.
- ➢ Secreción de pus.
- ➢ Puntos dolorosos.
- ➢ Durezas.

¿Qué hacer?
Si encuentra algún signo de alarma, no se asuste y man-

tenga la calma, ya que podría ser una alteración sin importancia. Sin embargo, debe acudir de inmediato a su odontólogo para que le examine y pueda explicarle lo que ocurre.

Ahora que ya aprendió acerca del autoexamen bucal, enséñelo a su familia, practíquelo. Recuerde que tan solo el 1 % de las personas tienden a realizar este examen tan sencillo. Acuda con frecuencia a sus revisiones y manténgase alerta. Recuerde que salud es VIDA.

Espero de todo corazón que le haya gustado el libro y que le sirva tanto como yo pensé que lo haría. Deseo con toda mi alma que pueda vencer el miedo. Le digo seriamente: no hay por qué temer. Aproveche su conocimiento, luche contra el mal y no se deje vencer. Vaya y atrévase a ser feliz. Regálese esa linda sonrisa, esa salud bucal impecable. Regálesela a sus hijos, a su esposa o esposo, a sus padres. Viva en una comunidad dental armónica.

Acerca del autor

Alfredo Carrión Fajardo nació el 19 de octubre de 1989, en La Habana, Cuba. Estuvo rodeado siempre por una numerosa familia, en su mayoría, mujeres. Su infancia fue bien tranquila, viviendo experiencias típicas de cualquier familia común y corriente. Comienza a escribir a la edad de catorce años, y siente atracción por los poemas de amor y hechos reales. Enamorado de la fantasía, el misterio, la aventura. Se gradúa de doctor en Estomatología en la Universidad de Ciencias Médicas de La Habana, Facultad de Estomatología «Raúl González Sánchez». Es enviado a realizar su servicio social en el municipio de «La Lisa», en donde se enamora de una chica, y dos años más tarde deciden comenzar una nueva vida en Ecuador. En el país hermano, comienza a trabajar de DJ en una popular discoteca para ganarse la vida, mientras legaliza sus documentos con el objetivo de ejercer su profesión. Una vez culminado ese proceso, inicia su primer trabajo como odontólogo en G-Dental Brands, del Hospital Metropolitano de Quito. Estuvo un poco más de un año ejerciendo en esa clínica, hasta que acepta una oferta laboral de la Flota Petrolera Ecuatoriana en la ciudad de Esmeraldas, provincia en la que actualmente reside. Su relación amorosa llega a su fin. La chica decide irse a los Estados Unidos, mientras él se queda en Ecuador. Meses después, conoce a quien sería su actual pareja y madre de su hija. Toma la decisión de renunciar a su empleo público y abre su propio consultorio, en donde trabaja hasta el día de hoy. En estos momentos se encuentra cursando su especialización de Endodoncia en Sao Paulo, Brasil.

El autor escribe en su tiempo libre y se divierte mientras lo hace. Se introduce en un mundo puro y mágico, en el cual se siente cómodo. Actualmente se ha autopublicado dos libros en Amazon KDP: *Poemario de un chico de 16 años* y *Matices*.

Bibliografía

https://es.wikipedia.org/wiki/Historia_de_la_odontolog%C3%ADa

https://scielo.conicyt.cl/scielo.php?script=sci_arttext&pid=S0370-41062006000100009

http://www.buccasana.es/las-consecuencias-de-perder-un-diente/

https://www.actasanitaria.com/que-es-la-pulpotomia-y-pulpectomia/

Material universitario de la Facultad de Estomatología «Raúl González Sánchez», extraído del libro del Dr. Santana Garay.

www.ingramcontent.com/pod-product-compliance
Lightning Source LLC
Chambersburg PA
CBHW041059180526
45172CB00001B/34